保健叢書(74)

認識穴位

吳長新 著

前言

吳長新

老祖宗在生活體驗中，發現了人體上存在有穴道，可以預防、治療身體上的疾病。發現的過程也頗為簡易、有趣，但很實際。

話說喜食生冷食物的亞當先生，某日胃部疼痛難忍，很自然的用手護壓腹部，無意間感覺到某一點有特殊的壓痛感（不通則痛），因而不斷地加以按壓，在微微的痛楚中，有一種舒暢的感覺（痛快），慢慢地胃不痛了。

有了這般經驗，每當胃痛，亞當先生就會按壓此「點」，來紓解疼痛，這個「點」，就是「穴位」的老祖宗。

後來夏娃小姐也患了胃痛的毛病，亞當先生就將自己的經驗告訴她，並且很體貼地幫她尋穴按摩，同樣有一個特別的壓痛點，經過一段時間的按摩，夏娃的胃痛得到了調理。

如此子子孫孫、代代相傳，五臟六腑、四肢百骸各有所治，發展出了無數「穴位」；同時在穴位的確認以及自我或他人調理的方法，經有心人士的研究整理，依據生理、病理及臨床經

認識穴位

驗；漸漸地發展出較為統一的穴位及找穴方法；在調理的手法上，也因使用工具的差異，而有所不同，例如：用手就稱按摩、推拿、氣功點穴等；用針刺、艾灸則稱為針灸；用器材刮拭，則稱為刮痧；用竹筒、玻璃杯、塑膠罐吸附在穴道上來調理疾病，則稱之為拔罐等。

到了宋朝，如此的穴點越來越多，由於朝廷的重視，設官專治，將之歸納整理，去蕪存菁，依據臟腑等為依歸，每一臟腑有其相屬的穴位，連成一線就是經脈，而有365穴位、十二正經、奇經八脈的訂定，這就是傳統醫學「經脈穴道」的起源。

經脈乃是內部臟腑、器官與五官、四肢等在體表的連屬感應腺，穴位乃是經脈氣血的聚集點。例如心臟的經脈稱為心經，在左右手相同的位置各有九個穴點，共為十八穴。因其循行部位以手為主，因此稱為手心經。

舉個生活中的例子，讀者就容易清楚了，試把個人身體比喻作台灣島，五臟六腑就好像各式的發電廠，屬動力的根源，發電廠輸送各地的電線，類似西醫所講的血管、神經，傳統醫學所謂的經脈，沿途轉折輸布的變電所，就是經氣聚集點——穴位。

再有一個譬喻：經脈就像居住地方的公車路線，人車匯聚點的站牌就是穴位。

生活中，國人的命名，都有著一定的含意，例如人名，不似外國人男性多稱約翰，女的多叫瑪琍，像是祈求所願，就叫俊、雄、美、芳、福、壽等；生太多不想再生了，就取屘、滿……。

同樣的，穴位名稱的訂定，有它一定的淵源，依著所在部

前言

位、功能、特效等而定,例如乳頭稱乳中;手肘彎曲,在肘橫紋頭會有一個小小陷凹如池處,故稱曲池。了解命名原理,就更能夠掌握部位並深刻地運用其功能。

台灣流行著「越痛越好,你的痛苦是我的快樂」不依病理、手法,一味窮壓猛按的推拿方式,這是台灣四十年來保護盲人,不准明眼人按摩、醫學院校也無正式推拿、按摩課程,及民間錯誤按摩觀念所造成。

因此,基於上述的體認,本書的編寫特別著重在穴位命名的由來、正確的尋找穴位,以及簡易方便的自我按摩手法並附有各種病症適用穴位一覽表方便檢索,因此除了自我保健,還可作為針灸、刮痧、拔罐、推拿、按摩、氣功點穴從業人員的參考書籍。

本書同時希望灌輸讀者一個觀念──有病找醫生,健康靠自己,在日常生活中,了解自己身體狀況,依據正確方法,循序漸進,持之以恆的自我保健才是真正保有身體健康的不二法門。

附註:本書能夠付梓,特別感謝吳嘉芳、黃曉雯、黃文子、潘美娜、吳素貞、陳志潔、葉雅玲、吳佳儒、吳杰儒等學員的貢獻心力。

目次

目次

認識穴位

目次

認識穴位

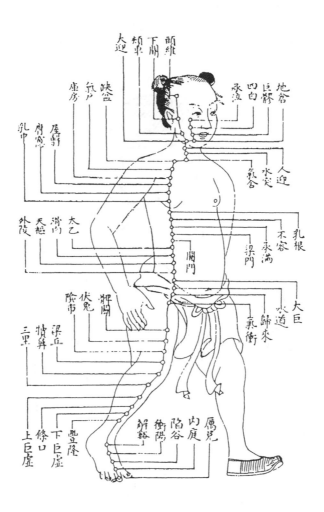

1.中府穴

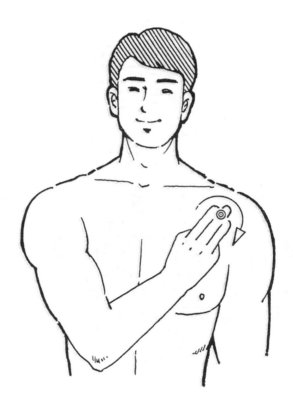

長期鬱悶不樂，心情不舒，時感胸悶氣短的人，按壓此穴，有立竿見影的功效。依據《針灸大成》記載「治少氣不得臥」最有效。中醫病理，少氣即氣不足的人，多喜靜臥休養，不得臥是因爲氣瘀集在上部，按摩本穴可使瘀氣疏利升降而通暢，所以對於舒暢內臟抑鬱之氣──即現今所謂「鬱卒」，最爲有效。

命名：中指中氣，聚集處爲府，中府代表的意義就是中氣聚集之處。

部位：屬手肺經脈的穴道，在鎖骨外端下約一寸處，約當乳頭外開兩寸，向上三個肋骨處。

主治：(1)《針灸大成》記載「治少氣不得臥」最爲有效。(2)中府穴在針灸經絡上是肺與脾臟經絡交會的穴道，所以還可以瀉除胸中及體內的煩熱，是支氣管炎及氣喘的保健特效穴。(3)對於扁桃腺炎、心臟病、胸肌疼痛、頭面及四肢浮腫等症也有保健功效。(4)對於支氣管炎、肺炎、咳嗽、氣喘、胸肺脹滿、胸痛、肩背痛等病症，長期按壓此穴能有很好的調理保健效能。

自我取穴按摩法：(1)正坐或仰臥。(2)以右手食、中、無名三指併攏，用指腹按壓左胸窩上、鎖骨外端下，感到有痠痛悶脹之處。(3)向外順時鐘揉按一～三分鐘。(4)再以左手同樣方式與時間逆時鐘揉按右胸中府穴。

2.尺澤穴

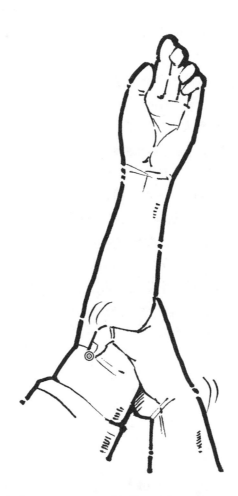

　　無緣無故的腹痛如絞，百般求醫，總是查不出原因的「無名肚痛」，按壓尺澤，有很快的緩解功效。

　　命名：「尺」指長度的單位，「澤」指水之聚處，考骨度法中，有從腕至肘定爲一尺者，穴當肘窩深處，爲肺經合穴，屬水，揚上善指出水井泉，流注行已，便於入海，因名尺澤。

　　部位：屬肺經經脈之穴道，仰掌，肘部微屈，在肘窩橫紋上，有一大筋，在筋之外側，以大指按下，有一大凹陷處即是。

　　主治：(1)無名腹痛有特效。(2)咳嗽、氣喘、肺炎、支氣管炎、咽喉腫痛。(3)肘臂腫痛、皮膚癢、過敏等病症，長期按壓此穴，會有很好的調理保健效能。

　　自我取穴按摩法：(1)伸臂向前，仰掌，掌心朝上。(2)微微彎曲約35度。(3)以另手、手掌由下而上輕托肘部。(4)彎曲大拇指，以指腹按壓，有痠痛感覺。(5)每次左右手各揉按一～三分鐘。

3.孔最穴

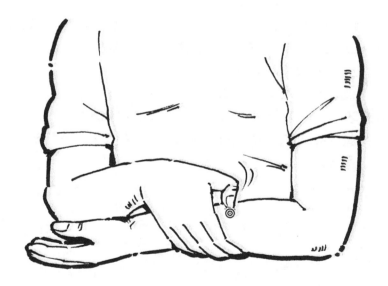

孔最穴，曾被戲稱：治孔子最會生的毛病——痔瘡，最有效。因為孔子喜歡讀書，久坐易生痔瘡的緣故。

現代上班族，長坐，運動機會少的新新人類，多罹此症，長期按壓此穴有效。因為在針灸經穴的應用上，孔最穴有調降肺氣、清熱止血的效能，確實是調理痔瘡的特效穴，尤其是久年老痔。

命名：「孔」指通，「最」有好及聚的含意，是肺臟氣血聚集的地方，所以最能開竅通瘀，是調理孔竅疾病最有用的穴位。

部位：屬手肺經經脈之穴道，在尺澤下五寸處。手臂前伸手掌向上，從肘橫紋（尺澤穴）直對腕橫紋，脈搏跳動處（太淵穴）下行五寸處。

主治：(1)大腸炎及痔瘡。(2)稍出力強壓（或灸）二十分鐘即可出汗。(3)對於身體熱病、頭痛、吐血、肺結核、手指關節炎、咳嗽、嘶啞失聲、咽喉痛等病症都有很好的調理保健功效。

自我取穴按摩法：(1)手臂向前，仰掌向上，以另手握住手臂中段處。(2)用拇指指甲、垂直下壓揉按，有強烈的痠痛感。(3)左右兩手每次各揉按一～三分鐘。

4.列缺穴

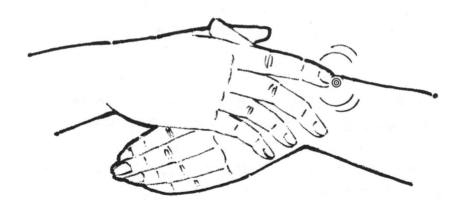

各種頭痛、頭暈、目眩或是兼有咳嗽、咽喉腫痛等頸項部位病症的人，按壓列缺有立竿見影之功效。

因爲列缺是手肺經的絡穴，也是針灸常用的四總穴之一，古籍有「頭項尋列缺」的口訣。

命名：古代稱雷電之神爲「列缺」。雷電在大氣中有通上徹下之能。頭重目眩時，刺激本穴可使神清氣爽，如同霹靂行空，而陰霾消散，天空頓時清明一般，因而借喻本穴爲雷電之神，名爲「列缺」，兼有陽剛以制陰柔之意。

部位：屬手肺經經脈之穴道，在橈骨莖突的上方，腕橫紋上一寸半處，即左右兩手虎口相互交叉時，當一手的食指壓在另一手腕後橈骨莖突上之小凹窩處，約距腕關節一寸五分處。

主治：(1)主治頭部、頸項各種疾病，對任何熱病均具退熱卓效。(2)對食道痙攣的調理有效。(3)對於三叉神經痛、顏面神經麻痹、橈骨部肌炎、咳嗽、哮喘、鼻炎、齒痛、腦貧血、健忘、驚悸、半身不遂等病症，經常掐按此穴，可收到顯著的保健調理效果。

自我取穴按摩法：(1)兩手之拇指張開，兩虎口接合成交叉形。(2)右手食指壓在左手之橈骨莖狀突起之上部，食指尖到達之處。(3)用食指指腹揉按，或用食指指甲尖掐按，有痠痛或麻的感覺。(4)每次左右手各揉(掐)按一～三分鐘。

列缺穴是肺經與大腸經的絡穴，在臨床診斷上，具有可以辨症虛實的特點，脈氣實的時候，本穴會顯現腫塊或隆起狀態，脈氣虛時，便會有陷下的現象。

5.太淵穴

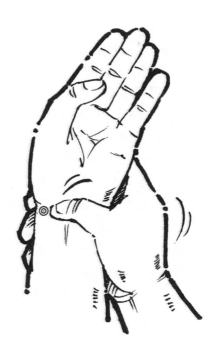

身體虛弱，氣不足，講話有氣無力，面色蒼白，脈搏微弱，嚴重時，幾乎無法摸到的「無脈症」，太淵穴有很好的改善效果。

命名：太者大也，淵者深也，穴在手掌後凹陷處，脈氣大會之所，博大而深，故名太淵。

部位：屬手肺經經脈之穴道，仰掌，腕橫紋之橈側，大拇指立起時，有大筋豎起，筋內側凹陷處是穴。

主治：(1)氣不足、無脈症。(2)流行性感冒、咳嗽、支氣管炎、氣喘、胸痛、咽喉腫痛等。(3)失眠、腕關節及周圍軟組織疾病、肋間神經痛等病症，長期按壓，能有很好的調理保健效能。

自我取穴按摩法：(1)以另手手掌輕握欲按之手背。(2)彎曲大拇指，以大拇指指腹及甲尖垂直輕輕掐按，有痠脹的感覺。(3)每次掐按左右各一～三分鐘。

6.魚際穴

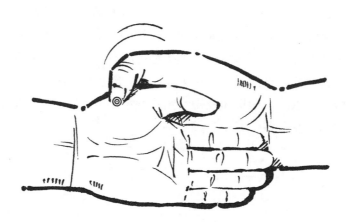

在選舉前的宣傳戰中，無論競選者或助選員，經歷了數天的活動期後，往往是聲嘶力竭，更嚴重的甚至會「失聲」。

青少年們到卡拉OK，一曲又一曲的盡情歡唱，第二天卻發覺聲音沙啞了。

魚際穴對於講話太多，引起聲帶發炎而失聲者，頗具特效。

命名：魚際穴位於大拇指後內側黑白肉際，隆起如魚形的肥肉之中，因此穴在該塊隆起的邊際凹陷處，故名魚際。

部位：屬手肺經經脈之穴道，仰掌，在第一掌骨中點之橈側黑白肉際處。

主治：(1)古籍有「魚際主治謳歌失音」的記載，在調理聲帶疾患、長繭、失音上有很好的功效。(2)對於頭痛、眩暈、神經性心悸亢進症、胃出血、咽喉炎、咳嗽、汗不出、腹痛、風寒、腦充血、腦貧血等病症，長期按壓此穴會有很好的調理保健效能。

自我取穴按摩法：(1)以一手手掌輕握另手手背。(2)彎曲大拇指，以指甲尖垂直輕輕掐按第一掌骨側中點的肉際，會有痛處，尤其痠脹感覺特別強烈。(3)每次左右手各掐揉一～三分鐘。

7.少商穴

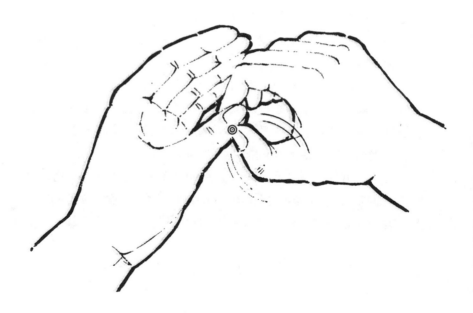

　　稍遇風寒就噴嚏連天，適逢流行性感冒期，更是眼淚與鼻涕齊流，衛生紙共咳嗽同飛的人，長期掐按少商穴有很好的預防保健功效。

　　命名：少商者，陰中生陽從少，五音六律，分宮商角徵羽，從商，屬肺經之根，故名少商。

　　部位：屬手肺經經脈之穴道，在拇指橈側，距指甲角約一分處。

　　主治：(1)流行性感冒、腮腺炎、扁桃腺炎或是小兒驚風、喉部急性腫脹、呃逆，都可以「少商穴」來調治。(2)可開竅通鬱，古籍記載：對治療小兒食滯吐瀉、唇焦、小兒慢性腸炎，頗具功效，能夠散邪清熱。(3)昏厥、癲狂、拇指痙攣時，按壓少商穴可以舒緩症狀，收縮腦部的血管，活絡氣血的瘀積。

　　自我取穴按摩法：(1)將大拇指伸出。(2)以另手食、中兩指輕握。(3)以另手大拇指彎曲，以指甲甲尖垂直掐按，有刺痛感。(4)每次輕輕掐按左右手各一～三分鐘。

8.商陽穴

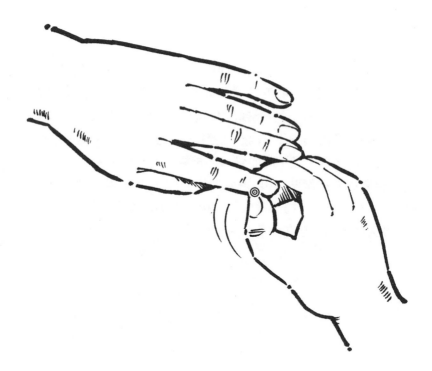

認識穴位

　　受到風寒、胸中氣滿、咳嗽、全身發熱、皮膚燙，但就是不出汗，全身熱脹、非常不舒服。稍出力掐按本穴，有很好的調理效能。

　　命名：肺與大腸在易理—陰陽五行中均屬「金」，商陽為手大腸經脈的開始穴位，承受手肺經經脈之氣，由陰側轉入陽側，五行中，金之音屬商，故名：商陽。

　　部位：屬手大腸經脈之穴道，在食指橈側，距指甲角旁約一分處。

　　主治：(1)主治胸中氣滿、喘咳、四肢腫脹、熱病汗不出，有特效。(2)咽喉腫痛、牙痛、中風昏迷、手指麻木、耳鳴、耳聾等病症，長期按壓此穴，會有很好的調理保健效能。

　　自我取穴按摩法：(1)正坐。(2)以右手輕握左手食指，左手掌背朝上。(3)屈曲右手大拇指以指甲尖垂直掐按靠拇指側之穴道，有特殊的刺痛感覺，輕輕掐壓不需大力。(4)每天左右各掐按約一～三分鐘。

9.三間穴

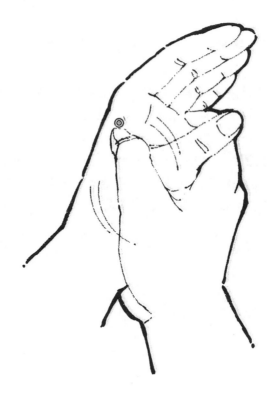

久坐易生痔瘡，台灣地狹人稠，活動空間稀少，不運動，長期久坐的人極易罹患直腸、肛門部位的痔瘡，痔瘡疼痛，齜牙咧嘴、坐臥難安時，掐按三間穴有快速止痛的功效。

命名：穴在手食指靠大指內側掌指關節後，凹陷處，位當本經第三個穴位，與二間穴功效相類似，故命名為三間。

部位：屬手大腸經脈的穴道，微握拳，在食指橈側、第二掌骨小頭後凹陷處，合谷穴前。

主治：(1)風火牙痛、眼瞼癢痛、嗜臥、咽喉腫痛、扁桃腺炎、腸鳴下痢、手指及手背紅腫等症，皆可發揮療效。(2)又因肺與大腸互為表裡，如果肺氣不暢、津液不能下達，將導致大便秘結，如果大腸實熱、腑氣不通，亦可能引發呼吸困難。上述狀況均可因按摩三間穴而獲得改善。(3)此穴對於肩背神經痛、肱神經痛、呼吸困難、口乾氣喘、目眥急痛、熱病等病症，長期按壓此穴，會有很好的調理保健效能。

自我取穴按摩法：(1)將手平放，稍稍側立。(2)用另手輕握，彎曲大拇指，用指甲垂直掐按穴位，有痠痛感。(3)每次左右手各掐按一～三分鐘。

10.合谷穴

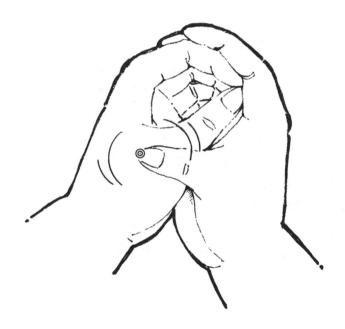

認識穴位

俗話說：「牙疼不是病，痛起來要人命！」相傳先總統蔣中正先生，自幼鍛鍊身體，幾乎百病不生，只有牙痛的毛病；部屬請假，只要填上「牙疼」，即刻照准，由此可知牙痛的厲害。當你被牙痛折磨得苦不堪言的時候，按壓合谷穴，有立即止痛的功效。

命名：合谷在大拇指與食指之間的陷凹處，恰似兩山之間的低下部分，同時將拇指與食指圈起，指尖相合時，在兩骨間有一低陷如谷處，故曰：合谷。又名虎口，手張之狀，其形大如虎口之狀也。

部位：屬於手大腸經脈的穴道，拇指、食指伸張時，當第一、二掌骨之中點，稍偏食指處。

主治：(1)合谷穴為全身反應最大刺激點，可以降低血壓、鎮靜神經、調整機能、開關節而利痺疏風，行氣血而通經清瘀。(2)總治頭面各症，除對於牙齒、眼、喉科有卓著功效外，對於止喘及疔瘡也具有特殊療效。(3)總括如反射性頭痛、耳鳴、耳聾、鼻炎、蓄膿症、扁桃腺炎、視力模糊、呼吸困難、肩胛神經痛、痰阻塞、窒息、虛脫、失眠、神經衰弱等症。長期按壓此穴，會有很好的調理保健效能。

自我取穴按摩法：(1)手輕握空拳，彎曲拇指與食指，兩指指尖輕觸、立拳。(2)以另手掌輕握拳外，以大拇指指腹、垂直按壓穴位，有痠痛脹感。(3)每次按壓左右手各一～三分鐘。

11.陽溪穴

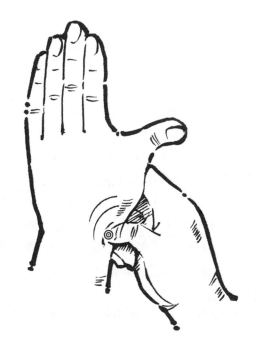

你是否曾因頭痛不已而輾轉難眠，你是否有過耳內**轟隆轟隆**作響或是不斷的蟲鳴鳥叫的難受經驗，你是否因運動過度或頻繁使用電腦而導致手腕痛？如果你有這些毛病，按摩陽溪穴都可以使你獲得快速的改善。

命名：在經穴的命名上，凡是經氣行至凹陷處，多取名溪、谷、淵、池、泉、海，陽溪穴在手腕上側的橫紋前，兩筋的凹陷中，由於該處形似小溪，而其穴屬於陽經，「陽溪」之名因此而來。

部位：屬手大腸經脈的穴道，手掌側放，翹起拇指，在手腕背側，腕橫紋兩筋間凹陷中。

主治：(1)陽溪穴有疏通氣血，通經清瘀的功能。(2)對於頭痛、耳鳴、耳聾、扁桃腺炎、牙齒痛、結膜炎、寒熱瘧疾等症，皆有調理保健的功效。(3)對於手腕痛、肩臂不舉、小兒消化不良等病症，長期按壓會有很好的調理保健效果。

自我取穴按摩法：(1)將手掌側放，拇指伸直向上翹起，在腕背橈側，手腕橫紋上側有一凹陷處。(2)用另一手輕握手背，彎曲大拇指，用指甲垂直掐按穴位，會產生頗為痠脹的感覺。(3)每次左右手各掐按一～三分鐘。

12.曲池穴

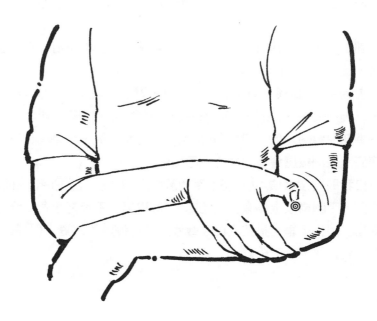

腹痛如絞，吐瀉不止，是許多人生活中曾經有過的共同經驗，當面對這樣的狀況時，按摩曲池穴，可以緩和症狀，減輕你的痛苦。

命名：曲池穴屬特殊姿勢取穴法，立拳、抬臂約與肩高，手肘內屈，約成直角（太大或太小都不恰當）肘橫紋外端會出現形似淺池的凹陷處，彎曲手肘有凹陷穴位，因名曲池。

部位：屬手大腸經脈的穴道，屈肘成直角，在肘彎橫紋盡頭筋骨間凹陷處。

主治：(1)此一穴位是大腸經的經氣匯聚深入之處。因此對於大腸功能障礙，腸炎、肚腹絞痛，有很好的保健調理效果。(2)皮膚過敏、奇癢難忍，或是被蚊蟲叮咬而紅腫之時，需要清熱解毒、涼血潤燥，曲池穴就是最好的特效穴。(3)對於結膜炎、眼瞼炎、蕁麻疹、濕疹、齒槽出血、甲狀腺腫等疾病，長期按壓此穴會有很好的調理保健效果。

自我取穴按摩法：(1)正坐，輕抬左臂，屈肘（手臂伸直，就找不到穴位，讀者不妨一試）。(2)用右手輕握左手肘下，彎曲大拇指以指腹垂直掐按，有痠痛感。(3)每次按壓、先左手，後右手。(4)每天早晚各一次，每次掐揉約一～三分鐘。

13.肩髃穴

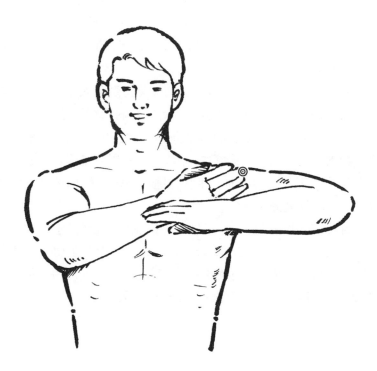

肩髃穴是五十肩的特效穴。久坐辦公室的上班族，常有肩膀痠痛、頸項僵硬的問題存在，到了五十歲左右，若是不注意本身的健康狀況，又受風寒，可能一抬頭，一舉手便拉傷了肩膀，這就是俗稱的「五十肩」。

除此之外，天氣的變化無常也間接地影響了人的健康，在冷熱變動劇烈或是季節交替的時刻，也正是風濕性關節炎肆虐橫行的時節。對於肩膀的痠、疼、僵、硬等各種病變，肩髃穴有最好的調理保健功效。

命名：髃是骨間凹隙的意思，要找到肩髃穴，必須將手臂屈肘平舉，在肩端關節間出現兩個凹陷，前方的小凹陷即是穴位所在，故名肩髃。

部位：屬手大腸經脈的穴道，屈肘抬臂齊肩，肩尖下寸許，肩前呈現凹陷處。

主治：(1)主治肩胛關節炎(五十肩)有特效。(2)對於中風、偏癱、高血壓、多汗症、提物不得，挽弓不開，臂細無力等病症，長期按壓此穴，能有很好的調理保健效能。

自我取穴按摩法：(1)正坐、屈左肘抬臂，大約與肩同高。(2)以右手中指指腹垂直按壓穴位，有痠、痛、脹、麻的感覺。(3)按摩右肩方法相同。(4)每日早晚，左右各按揉約一～三分鐘。

14.迎香穴

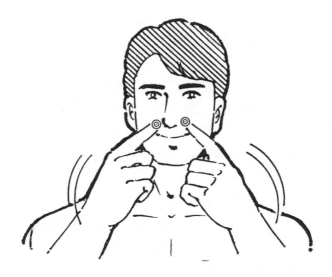

鼻塞是一件令人難過的事，流鼻涕、打噴嚏，以至於鼻頭紅腫得像小丑一般，都令人感到懊惱。處在汙染嚴重的工商業社會中，鼻竇炎早已不是新聞了。要解決鼻病的煩惱，不是一朝一夕能夠立竿見影的，唯有經常按摩迎香穴，才可以使你的鼻子保持暢通。

命名：言鼻從此迎香而入，又肺開竅於鼻，本穴可治鼻塞，不聞香臭，因名迎香。

部位：屬手大腸經脈的穴道，鼻翼外緣鼻旁五分、法令紋中。

主治：(1)本穴主治鼻症，除鼻腔閉塞、嗅能減退、鼻瘡、鼻內有息肉。(2)對於顏面神經麻痺、顏面組織炎、喘息、唇腫痛、顏面癢腫等病症，長期按壓此穴，能有很好的調理保健功效。

自我取穴按摩法：(1)正坐或仰臥，雙手輕握拳，食指伸直。(2)以食指指腹垂直按壓穴位。(3)有痠麻感覺。(4)每次按壓兩次一～三分鐘。(5)也可用單手拇指與食指彎曲，直接垂直按壓穴位。

15.地倉穴

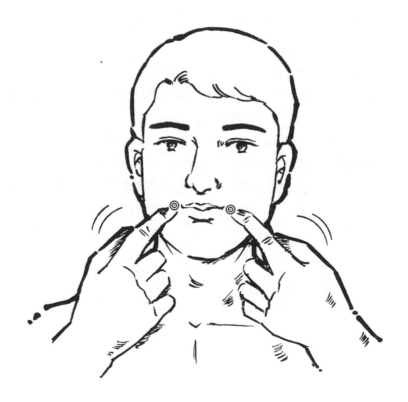

認識穴位

受了風寒，感冒，或是中風後，眼睛、眼皮、臉頰跳動不止，嚴重時口歪眼斜、不能遠視、不能閉眼，不能言語、講話口齒不清、流口水，吃東西無法咀嚼，眼肌痙攣，不但不雅觀，並且嚴重影響患者心理，可配合中西醫師的診治，自己每日按壓地倉穴，早晚各一次，有很好的調理保健效果。

命名：穴位在口吻旁四分，中國傳統醫學認為脾胃的功能表現在口唇上，脾胃臟腑的精氣通於口；脾胃在五行中屬土，土，地之體也，《黃帝·內經》謂地氣通於口，食五穀必經於口，又脾胃者倉廩之官，故曰：地倉。

部位：屬足胃經經脈的穴道，位在口角外側旁開約四分處。

主治：(1)顏面神經麻痺、顏面神經痙攣、疼痛。(2)口歪、流涎、三叉神經痛、眼瞼跳動。(3)口渴、失音、目昏等病症，長期按壓本穴能有很好的調理保健效能。

自我取穴按摩法：(1)正坐或仰臥，輕閉口。(2)舉兩手，用食指指甲垂直下壓口吻兩旁穴位，稍用力掐揉穴位，有痠痛脹麻的感覺。(3)每次掐揉一～三分鐘。

16.頰車穴

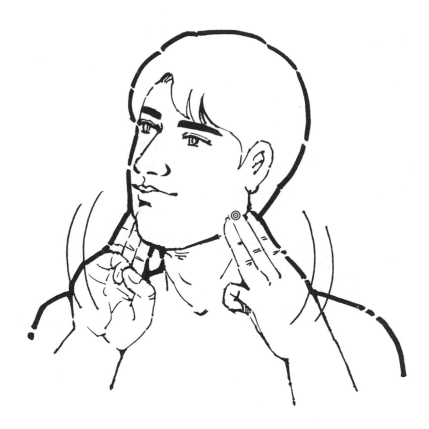

當人們在惡作劇的時刻，常常會扮個鬼臉博君一笑，像這樣的情況，大家的反應往往是一笑置之，但是下面的狀況出現時，可能就沒有人笑得出來了，那就是因病而導致的口歪、眼斜，讓面部肌肉看起來極為不協調，甚至扭曲變形，像感冒的後遺症，或中風後的口眼歪斜時，頰車穴具有特殊的療效。

命名：面兩側稱頰，下牙床骨，古時稱為頰車骨，該骨總載諸齒，能咀嚼食物，穴當其處，因名頰車。

部位：屬足胃經經脈的穴道，位在下頷角前上方一橫指凹陷中(約耳下一寸左右)，用力咬牙時，咬肌隆起處。

主治：(1)頰車主治口眼歪斜，具有特殊療效。(2)頰車穴亦可治牙關不開、顏面神經麻痺、聲嘶沙啞、頷頰炎、頸部痙攣等毛病。(3)對腮腺炎、下牙痛等病症，長期按壓此穴，能有很好的調理保健功效。

自我取穴按摩法：(1)正坐或仰臥，雙手大、小指稍曲，中間三指伸直。(2)以中間三指按壓下巴頰部，主要用中指指腹壓在咬肌隆起處，有痠脹感。(3)可同時左右揉按(也可單側)。(4)每次按壓一～三分鐘。

17.乳中穴

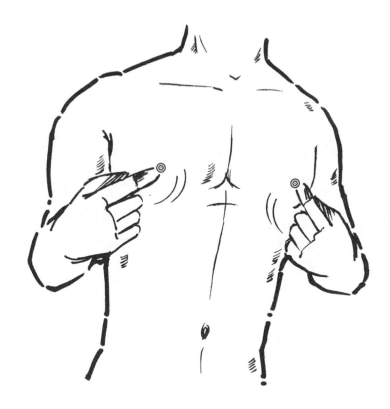

　　眼睛內眼角或是眼皮上生著細細的小疙瘩，或肉瘤，不僅不美觀，嚴重時並且影響視力，每日早晚揉按乳中穴各一次，有很好的調理保健效果。

　　夫妻行房時，前戲調情為最重要的G點之一，撫摸揉按胸部乳頭有很好的挑起性慾促進愛汁分泌的功效。

　　命名：乳指乳房，穴在按乳頭之正中，故名乳中。乳中即乳頭。

　　部位：屬於足胃經經脈的穴道，正好在兩乳房的正中心。

　　主治：(1)能治目瘤，朱丹溪說：乳房，胃經經氣所經，乳頭，肝經經氣所經，肝開竅於目，所以能治目瘤。(2)可治癲癇，調月經。(3)有隆乳健胸的功效。(4)對於性冷感有療效，同時為夫妻房室調情之重要穴道。

　　自我取穴按摩法：(1)正坐或仰臥。(2)以大拇指或食指，輕捏乳頭揉轉或以食指指腹按壓，有極麻癢的感覺。(3)每次輕揉一～三分鐘。

　　男女行房調情時，任何手勢均可按摩，請勿一成不變。

18.乳根穴

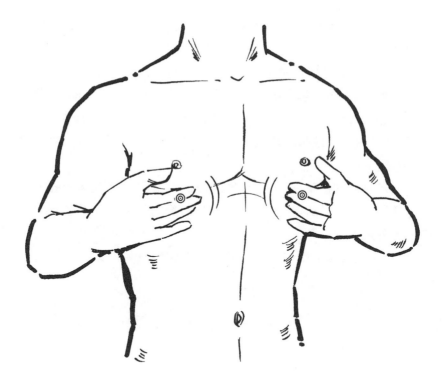

　　成年婦女乳房乳腺增生、纖維囊腫、長瘤，甚或轉變成惡性腫瘤的比率不斷升高。

　　胸部乳房病變不僅有礙健康，若是需動手術切除，成了「少奶奶」，更是明顯地影響到婦女最愛的美觀，對於身心都是嚴重的打擊。因此預防保健最爲重要，每天早晚各花三分鐘按摩乳根穴，對於胸部各種血凝氣瘀，都有很好的預防，以及調理的功效。

　　命名：根指基底部，《醫學正傳》中指出「穴在婦人乳房下起肉處陷中」，因爲穴在乳根部，因名乳根。

　　部位：屬足胃經經脈之穴道，在第五肋間，即乳頭直下，乳房根部凹陷處。

　　主治：(1)針對乳癰、乳痛、乳腺炎、乳汁不足等病症，有很好的治理功效。(2)又治胸痛、滿悶、咳嗽、氣喘、呃逆、肋間神經痛、狹心症等病症，長期按壓此穴能有很好的調理保健效能。

　　自我取穴按摩：(1)仰臥或正坐。(2)輕舉兩手，覆掌於乳房，大拇指在乳房上，其餘四指在乳房下。(3)以中、無名指指腹著力按壓穴位。(4)稍出力揉按有痛感。(5)每天早晚各揉按三～五分鐘。

19.滑肉門穴

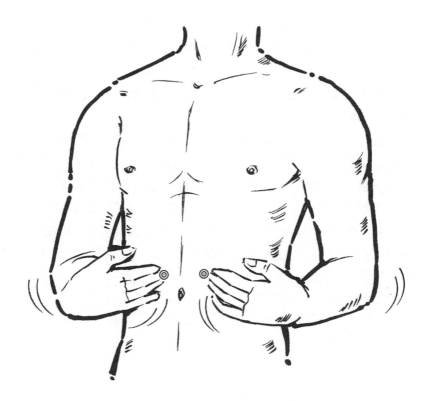

台灣經濟富裕，豐衣足食，經常大魚大肉，美酒佳餚，各式美食占滿了腸胃，這並不打緊；但每當你低頭檢視自己的肚子時，才驚訝地發現：不知什麼時候，一圈贅肉「游泳圈」已經悄悄地攻城略地，和你緊緊相依，密不可分了！

愛美是人的天性，趁著尚未臃腫不堪，舉步維艱的時候，減肥吧！下定決心，努力不懈地按摩「滑肉門」，將會有顯著的效果。

命名：滑肉門穴名稱的由來，有很多種不同的說法，但均與其部位及療效有關：(1)此穴在腹部軟肉處，又可潤滑脾胃之門，故曰：滑肉門。(2)靈活為滑，以其舌為滑利之肉，考該穴主治吐舌，舌強之疾，因名。(3)此穴近肝脾之處，肝主脂，脾主肉，對於肥胖者去肉、脂肪有很好的效果，因名。

部位：屬足胃經經脈的穴道，滑肉門的位置在肚臍上一寸，橫開兩寸處取之。

主治：(1)主治吐舌、舌強、重舌等疾病。(2)調理脂、肉、健美減肥有很好的效果。(3)慢性胃腸病、嘔吐、胃出血、月經不順、不孕症、腸套疊、脫肛等病症，長期按壓本穴，能有很好的調理保健效能。

自我取穴按摩法：(1)仰臥或正坐。(2)舉雙手掌心向下置放於臍上一寸，旁開兩寸處。(3)以食、中、無名三指，指腹垂直下按(此處肉厚，所以必須稍用力)，再向外拉，出力揉按，有痠、脹、痛感。(4)早晚各一次，每次揉按一～三分鐘。

揉按此穴有打嗝、放屁、感受腸胃蠕動或輕瀉等現象，均屬正常反應。

20.天樞穴

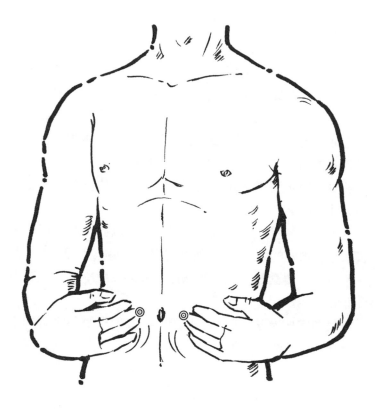

消化與排泄不良是現代人常見的困擾，不正常的排便(兩至三天解不出大便，或是吃了腐壞食物瀉肚子)使人腹痛難忍，當這樣的情況發生時，利用天樞穴來調整胃腸的蠕動，具有神奇的效果。

命名：(1)依據易理－陰陽五行學說：「脾胃為後天之本，五行屬土」此穴是足胃經經脈脈氣發出的部位，並且位於胃經的樞紐位置，故名之。(2)以天樞喻作天地之氣相交之中點，正居人身之中點，應天樞之星象，故名天樞。

部位：屬足胃經經脈之穴道，要尋找天樞穴是非常簡單的一件事，只要先找到肚臍，在肚臍旁開兩寸即為該穴所在位置，左右各一。

主治：(1)天樞穴位置恰好在大腸通過的地方，所以主治便秘、腹瀉、腸鳴等病症。(2)對於腹痛、虛損勞弱、傷寒等疾病，也有很好的抑制疼痛的作用。(3)對於中暑嘔吐、男性生殖器疾病、月經不調、不孕等病症，長期按壓此穴，能有很好的調理保健效能。

自我取穴按摩法：(1)仰臥或正坐。(2)輕舉雙手，用左手按在左邊穴位，右手按右邊穴位，雙手掌心向下，以食指、中指、無名指三個手指頭垂直下按並向外揉壓，施力點在中指指腹。(3)每天早晚各按一次，每次揉按約一～三分鐘。

揉按此穴，會有打嗝、放屁、腸胃蠕動，或輕瀉等情況，均屬正常反應。

21.歸來穴

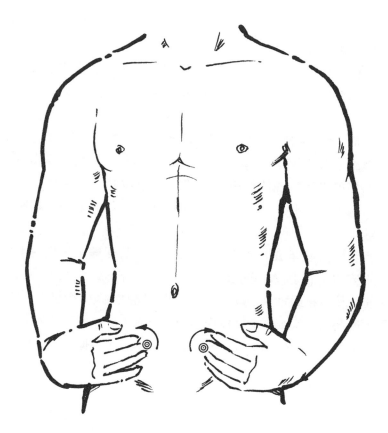

對男子而言，疝氣是常見的困擾；對於女子來說，經痛是常有的麻煩。長期按摩歸來穴，不僅可以治療疝氣和經痛，對於因腎臟寒濕而導致的男子卵縮（睪丸內收），女子子宮脫垂，各種疾病都有很好的保健調理功效。

命名：此穴的名稱由來，根據《銅人腧穴針灸圖經》說：它可以治婦人血臟積冷，有調經種子的功能。故可待夫君歸來而有子也；還有另一種說法，是本穴為養生吐納時，腹氣下降歸根之處，故名歸來。第三種說法是：它對婦科疾病的功效如同中藥的當歸，因此命名。再有一種說法：還者為歸，返者為來，因該穴主治睪丸上縮，小腹引痛，子宮脫垂諸疾，針灸此穴，可使氣血旺盛，下垂或上縮之疾，復歸原處，因名歸來。

部位：屬足胃經經脈的穴道，位在臍下四寸（中極）旁開兩寸處，要找尋此穴時，可以仰臥的方式，較容易找得到。

主治：(1)疝氣、月經不調、不孕、帶下、子宮內膜炎、陽痿、睪丸炎、陰莖病、男女生殖器等病症。(2)對腹痛、虛弱、畏寒等病症，常按壓此穴，能有很好的調理保健效能。

自我取穴按摩法：(1)仰臥或正坐。(2)舉雙手，以食、中、無名三指指腹垂直下按小腹部兩側穴位處。(3)中指最為著力，由內而外揉按，有微微刺痛、脹的感覺。(4)每日早晚各揉按一～三分鐘。

22.伏兔穴

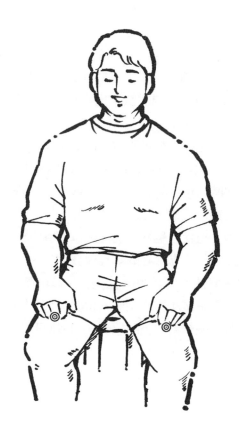

　　台灣屬工商業社會，地狹人稠，運動不便，中年以上人士容易有膝、腳痠軟無力，膝蓋冰冷等症狀，長期按摩伏兔穴有很好的促進下肢膝蓋等處氣血循環的功效。

　　命名：伏兔者，伏是潛伏，在膝上六寸，大腿肉肥如兔，跪時肉起如兔之潛伏，故名伏兔。

　　部位：屬足胃經經脈的穴道，在膝髕骨外上緣直上六寸處，大腿上。

　　主治：(1)主治腰痛、膝冷、下肢神經痛、麻痺癱瘓、膝關節炎、腳氣。(2)對全身血液循環不良等病症，長期按壓此穴，能有很好的調理保健效能。

　　自我取穴按摩法：(1)正坐或跪坐。(2)用雙手食、中、無名三指垂直下按(此處肉肥厚，繃緊堅硬，不易著力，可輕握拳，用手背指節突起處揉按)。(3)揉按有痠痛感。(4)每天早晚各按一次，每次揉按約一～三分鐘。

23. 犢鼻穴

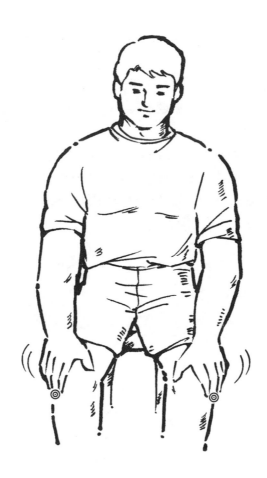

　　肛門括約肌的功能消失或減退，大便無法控制，常下痢或大便失禁，或是膝中疼痛，痠軟，無法站立，或不適久站，長期按摩犢鼻穴有很好的保健調理功效。

　　命名：犢指小牛，穴當膝臏骨旁的外膝眼處，是處形同小牛的鼻孔，因名其穴爲犢鼻。

　　部位：屬足胃經經脈的穴道，屈膝，在臏骨下緣、臏骨韌帶外側凹陷中。

　　主治：(1)主治膝關節痛、下肢麻痺、腳氣水腫、膝腳無力，不適久站。(2)肛門括約肌功能消失或減退，常下痢或大便失禁，此穴爲特效穴，以上病症，長期按壓此穴，會有很好的調理保健功效。

　　自我取穴按摩法：(1)正坐或仰臥、膝蓋關節作90度彎曲。(2)雙手掌心向下，輕置膝蓋上。(3)以中指指腹著力伸入穴位，垂直揉按。(4)易有痠脹、痛感。(5)每天早晚各一次，每次揉按約一～三分鐘。

24.足三里穴

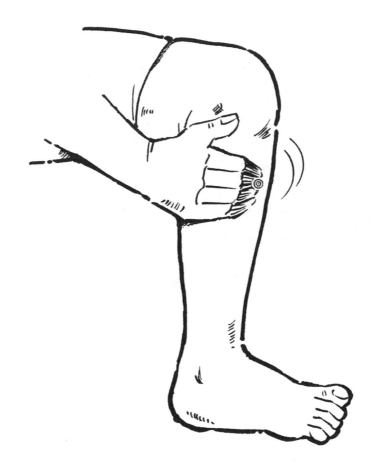

　　早晨起床後，正準備出門上班、上學，突然感到胃部陣陣抽搐，令人疼痛難當，或是胃腹悶脹、吞酸、嘔吐、腹瀉、便秘等消化不良的症狀，這種情形的發生，對每一個現代人來說，或多或少，都曾經有過這些經驗，只是程度輕重有別而已。對以上症狀，足三里是一個簡易有效的長期按摩保健要穴。

　　命名：足三里是胃經的合穴，也就是胃臟精氣功能的聚集點。主治腹部上、中、下三部之症，故名三里；又因它位於下肢，為了和手三里區別，因此稱「足三里」。其二，里、居也，穴在膝下三寸（太素、楊上善註：一寸一里也），脛骨外側而居，故名。其三，日本，代田文誌著作的《針灸真髓》認為：三里治脾、胃、腎有效，故名。

　　部位：屬足陽明胃經經脈的穴道，位在外膝眼下三寸，脛骨前崤外，一橫指處。

　　主治：(1)能夠理脾胃，調氣血、補虛弱，主治一切胃病。(2)特別針對急慢性胃炎、胃潰瘍、消化不良、胃痙攣、食慾不振，以及急慢性腸炎（消化系統之毛病）、便秘、四肢倦怠、麻痺或神經痛等著有療效。(3)並且對於胸中瘀血、乳癰、心腹脹滿、腳氣、眼疾等病症，長期按摩此穴也會有很好的調理保健效能。

　　自我取穴按摩法：(1)正坐，屈膝90度，將大拇指除外，其餘四指併攏，置於外膝眼，直下四橫指處，大約在外膝眼下方三寸處。(2)以中指指腹垂直著力按壓，有痠痛、脹、麻的感覺。並且因人不同感覺會向上或向下擴散。(3)每日早晚各揉按一次，每次一～三分鐘。

25.豐隆穴

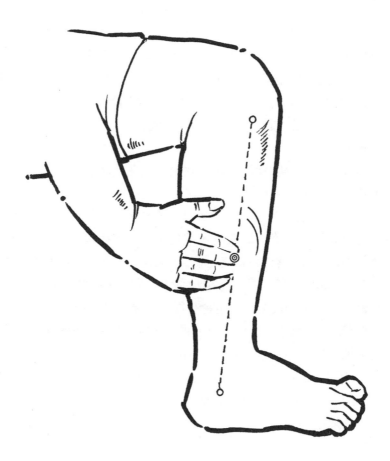

胸悶有痰，終日咳咯不止，經常喉嚨瘀塞，好不容易咳出一口濃痰，卻又不知吐向何方；好不容易睡著了，一口濁痰鬱悶在喉，非得起來咳吐出來，才能再睡，嚴重影響日常生活，爲現代人的夢魘，長期按摩此針灸經脈裡最好的化痰穴——豐隆，有很好的調理保健效果。

命名：豐隆穴是足胃經與足脾經的絡穴，因足胃經谷氣(胃食五穀之氣)隆盛，至此豐溢，其肉豐滿而隆起，故名豐隆。

部位：屬足胃經經脈的穴道，穴在足外踝上八寸(約在外膝眼與外踝尖的連線中點)處。

主治：(1)此穴是中醫針灸最好的化痰穴，能夠化痰濕、寧神志，主治痰多、咳嗽，特別有效。(2)並且對於頭痛、眩暈、下肢神經痙攣、麻痺、便秘、尿閉等病症，長期按壓也有很好的調理保健效果。

自我取穴按摩法：(1)正坐、屈膝、垂足。(2)按取外膝眼到外踝尖連線中點。(3)以食、中、無名三指指腹按壓(中指著力)有痠痛感。(4)每日早晚各按一次，每次一～三分鐘。

26.解溪穴

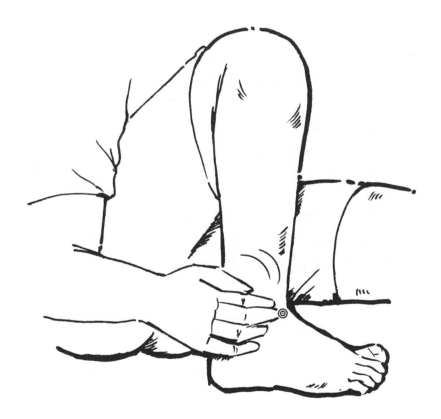

沒有蛀牙，但是牙疼、心煩、眉稜骨痛、眼睛布滿紅絲，或是無緣無故的臉面顏色越來越泛灰黑色，並有浮腫的現象，趕快按摩解溪穴，有很好的保健調理效果。

命名：陷處為溪，解有開放之意，穴在足背跗骨兩筋之間凹陷處，《醫學入門》記載，足腕上、繫鞋帶處之陷凹中，適當吾人束縛鞋帶之處，解而開之，因名解溪。又名鞋帶。

部位：屬足胃經經脈的穴道，在足背踝關節橫紋中點，兩筋之間凹陷處。

主治：(1)主治牙疼、煩心、目赤，以其能引上焦（胸即乳房以上）鬱熱下行而解之。(2)針對頭痛、眩暈、腹脹、便秘、腳腕痛、下肢痿痺、腎炎、腸炎、口痛及眼疾等病症，長期按壓能有很好的調理保健效能。

自我取穴按摩法：(1)正坐抬一足放在自己坐的椅上。(2)用同側的手掌撫膝蓋處，大指在上、四指指腹循脛骨直下至足腕處，在繫鞋帶處、兩筋之間有一凹陷。(3)以中指指腹向內著力按壓。(4)每天早晚各按一次，每次一～三分鐘。

27.內庭穴

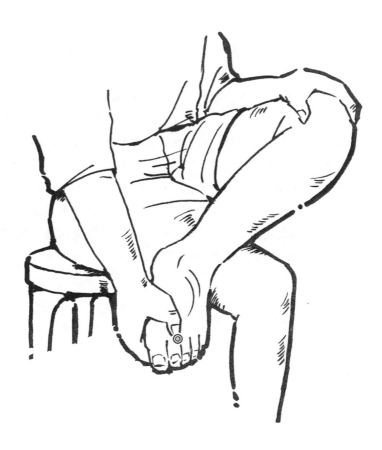

手腳冰冷，氣血不暢，喜閉門獨處靜臥，厭惡人聲嘈雜，盡速按摩內庭穴，有立竿見影的改善效果。

命名：(1)深處曰內，居處爲庭，本穴主治喜靜臥，惡聞聲，有似深居內室，閉門獨處，不聞人聲，因名內庭。(2)因其所治症多不在穴近處，而在頭、腦、腹、心者居多，是其功用有關於內，門內曰庭，本穴之下爲厲兌穴，兌在易經爲口，爲門，本穴在門之內，故名：內庭。

部位：屬足胃經經脈的穴道，在足之次趾與中趾之間，腳叉縫盡處的陷凹中。

主治：(1)四肢冰冷，喜獨處靜臥，厭聞人聲。(2)對牙齒痛、風疹塊、急性腸胃炎有特效。(3)對流鼻血、口歪、咽喉腫痛、胃痛吐酸、腹脹、泄瀉、痢疾、便秘、足背腫痛等症，都有很好的保健調理作用。

自我取穴按摩法：(1)正坐屈膝，把腳抬起，放另一腿上。(2)用對側手之四指置腳掌底托著，手大拇指在腳背。(3)彎曲大拇指，用指尖下壓揉按內庭穴。有脹痛的感覺，(4)早晚各一次，先左後右，各揉按約一～三分鐘。

28.厲兌穴

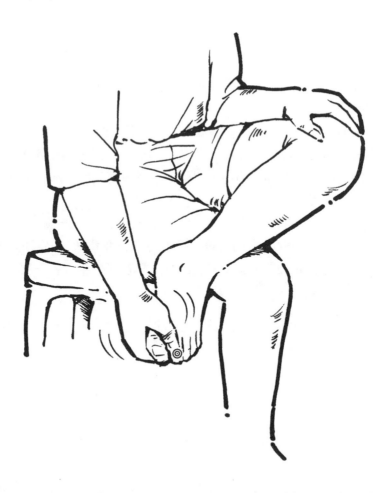

晚上早早上床，但總是不能安眠，要不是睜著眼睛、輾轉反側，聽著別人的鼾聲到天明，就是多夢連連，好似在看錄影帶般，一部接著一部，白天卻全身疲乏，四肢無力，終日打不起精神，長期按壓厲兌穴有很好的改善效果。

命名：厲有危，指病的意思，兌指口言，考胃為水谷之海，吾人受納食物必須用口，而此穴主治口噤不能食，口歪，以及胃腸疾患，因名厲兌。

部位：屬足胃經經脈之穴道，在第二趾外側，爪甲角旁一分處。

主治：(1)多夢紛紜，不安寧。(2)口噤不能食，口歪，口肌麻痺及萎縮。(3)腹脹、肝炎、腦貧血、鼻衄、足冷等病症，長期按壓此穴會有很好的調理保健效能。

自我取穴按摩法：(1)正坐屈膝，把腳抬起放在另一腿上。(2)用對側手之四指置腳底托著，手拇指在腳背。(3)彎曲大拇指，用指甲垂直掐按第二趾外側指甲角，有刺痛感。(4)每日早晚各掐按一～三分鐘，先左後右。

29.隱白穴

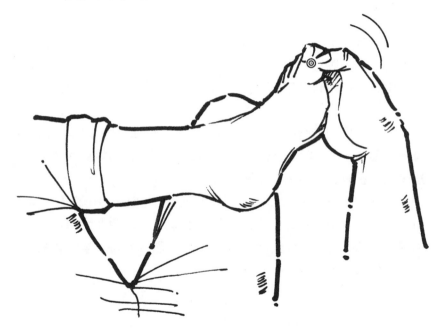

　　婦女為人類延續生命，而有的生理現象——月經，因為飲食、情緒等身體狀況，會有所改變，突然間大量流血不止，或間歇不斷（俗稱崩漏），不僅影響健康，嚴重時甚至危及生命安全，此時可急速送醫並同時重按隱白穴或灸（不會灸者，可用香煙或香火輕燙此穴），一般有立刻止血的急救效果。

　　命名：(1)隱有潛藏孕育的含義，白在易理—陰陽五行裡屬「金」的顏色，脾臟在五行屬土，土生金，其脈上走胸部，與手肺(五行屬金)經之脈相接於鎖骨尾端下約一寸之中府穴，隱白者，金(肺)隱於上，有脾母孕育肺子之義(土生金)，本穴為脾脈之根，故名。(2)穴在足大指下摺紋中，其穴常隱而肉色白，故名：隱白。

　　部位：屬足脾經經脈，在足大趾內側端，爪甲角旁約一分處。

　　主治：(1)月經崩漏(過多)、子宮痙攣(經痛)。(2)小兒疳積(消化不良)、腸炎、腹瀉、多夢紛紜等病症，都有很好的調治效果。(3)腹脹不得安臥、便血、尿血等病症，也都有很好的保健調理作用。

　　自我取穴按摩法：(1)正坐，把腳抬起，放置另一大腿上。(2)用另一邊的手大拇指指甲垂直掐按穴位，有刺痛的感覺。(3)每日早晚各按一次，每次左右各約掐按一～三分鐘。

30.公孫穴

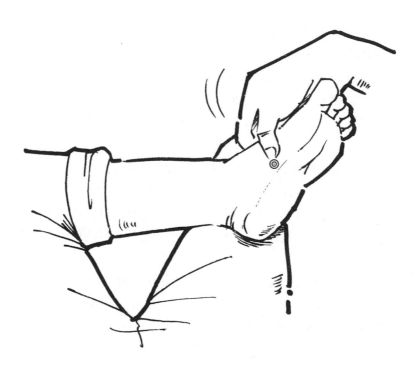

　　嬰兒初生，胎毒未盡，或是換乳之時，脾胃無法適應新的食物，有大綠便或腹瀉、便秘等現象，一則盡速送醫，並可同時按壓公孫穴，有很好的調理功效。

　　命名：「公」俗稱為「祖」，祖有本源之意，「孫」俗稱為「小」，小有微傳之意，該穴為脾經之絡穴，從此別走足胃經經脈，而脾在五行屬土，土居中州，能灌溉四旁，故將脾經絡穴以公孫名其穴。

　　部位：屬足脾經經脈的穴道，位在足內側第一跖骨基底部前下緣，第一趾關節後一寸處。

　　主治：(1)本穴理脾胃、調沖脈，可治胃痛、腹痛、嘔吐、腹瀉、痢疾。(2)並治生理痛、月經不調、足踝痛、顏面浮腫、食慾不振等病症。(3)胸悶、腹脹，長期按壓此穴能有很好的調理保健效能。

　　自我取穴按摩法：(1)正坐，將左足翹起放在右腿上。(2)用右手輕握左足背，屈曲大拇指。(3)指尖垂直揉按穴位，有痠麻痛的感覺。(4)每天早晚揉按一次，每次揉按左右腳各一～三分鐘。

31.三陰交穴

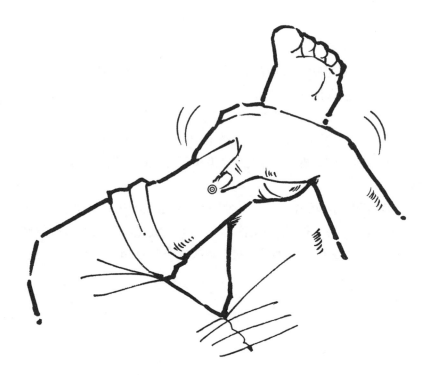

認識穴位

「食，色，性也，人之大欲存焉」現代工商社會人類，不分男女，許多人因爲工作壓力、生活疲累等影響，而有性冷感（女）、早洩、陽痿（男）等現象，所以「威而鋼」一出現，席捲藥界；在人體經脈上，遇有男女性功能、生殖器等疾病，長期按壓本穴，有很好的自然滋補調養、放鬆精神的功效。

命名：在內踝上三寸脛骨下凹陷處，是足脾經、足肝經、足腎經三條經脈之交會穴，故名三陰交。

部位：屬足脾經經脈的穴道，在腳內踝尖直上三寸（四橫指寬），脛骨內側面的後緣凹陷處。

主治：(1)是婦科主穴，主治一般婦女的疾病，以及男女的生殖器官疾病、子宮功能性出血、月經不調、經痛、帶下、不孕、遺精、遺尿、陽痿等病症，著有效果。(2)對於腹脹、消化不良、食慾不振、腸絞痛、腹瀉、失眠、神經衰弱、全身無力、下肢麻痺、神經痛、腳氣病等，都有很好的保健調理作用。(3)本穴對於去頭皮屑有很好的效果，這是因爲三陰交能排除瘀血、生新血的原故。

自我取穴按摩法：(1)正坐，抬腳置另一腿上。(2)用另手大拇指除外之四指輕握內踝尖上。(3)屈曲大拇指，以指尖垂直按壓脛骨後緣處，會有強烈的痠痛感覺。(4)每天早晚各一次，每次左右足各揉按一～三分鐘。

孕婦此穴禁按。

32.陰陵泉穴

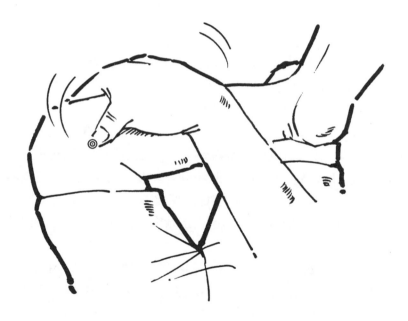

　　小便不通，有尿，尿不出來，小腹鼓脹，病名「小便癃閉」，那可是比「大丈夫說不出來，就不出來」的便秘還要痛苦不知多少倍，甚至還會引起臍下水腫，嚴重時會造成腎與膀胱的傷害，按壓此穴有很好的調理功效。

　　命名：陵，高大無石之山；泉、高處之水源也，腿之內側屬陰，穴當腓腸肌上方隆起之旁、凹陷中，猶喻陰側陵下之深泉也，因簡稱陰陵泉。

　　部位：屬足脾經經脈的穴道，位在脛骨內側髁下緣凹陷處取之。

　　主治：(1)陰陵泉爲脾經經氣聚集之穴，五行屬水，與水經的腎和膀胱關係密切，能清脾理熱，宣泄水液，化濕通陽，因此對通利小便(癃閉)治臍下水腫有特效。(2)對腹脹、腹絞痛、腸炎痢疾、膝痛等病症有效。(3)對尿瀦留、尿失禁、尿路感染、月經不調，長期按壓此穴，會有很好的調理保健效能。

　　自我取穴按摩法：(1)正坐將一腳翹起，置放於另腳膝腿上。(2)另手輕握膝下處。(3)屈曲大拇指，以拇指指尖，由下向上出力揉按，會有刺痛、微痠的感覺。(4)每天早晚各一次，每次左右穴位各揉按一～三分鐘。

33.血海穴

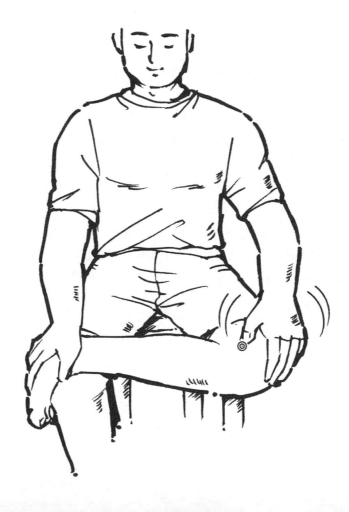

日常生活中有需要蹲下或俯身取物起來時，會有眼前發黑、天旋地轉，甚至要暈倒的現象，可多按揉血海穴，有很好的保健調理功效。

命名：(1)是人體脾血歸聚之處，具祛瘀血及生新血之功能，屬女子生血之海，故名血海。(2)因為本穴可治濕癢瘡毒，古以濕癢之瘡，內含百蟲(細菌)，此穴可治，故又名「百蟲窠」。

部位：屬足脾經經脈穴道，在膝臏上兩寸內側之白肉際。

主治：(1)能清血利濕主治一切血病及月經不調、崩漏(月經過多)、經閉等症。(2)對於蕁麻疹、濕疹、丹毒、癰瘡、膝痛等，都有很好的保健調理作用。

自我按摩療法：(1)正坐翹左足置放在右腳的膝腿上。(2)以右手掌按左膝，食中等四指在膝上，拇指在膝蓋內側之上方，屈曲大拇指，用大拇指指尖按揉穴位，有脹痠微痛的感覺。(3)每天早晚各一次，每次左右腳穴位各按壓三～五分鐘。

34.大橫穴

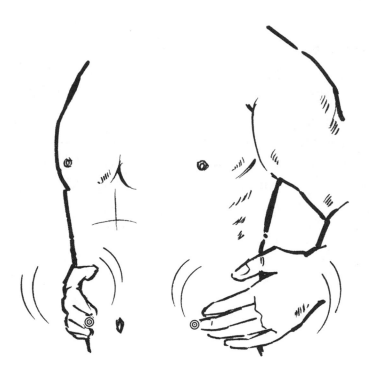

認識穴位

　　大腹便便，中廣型的肥胖，長期習慣性便秘，每天到廁所，哼哼唧唧，好不容易擠出一些，也僅似羊屎般的東西，每天多飲水、攝取富含纖維質的蔬菜，並按壓此穴，有很好的調理保健效果。

　　命名：平線爲橫，謂旁側也，本穴平臍，在肚臍之兩旁側，又古之養生家謂「臍下爲橫津」橫津者，即腹內橫通之徑路也，相當於現代生理學的橫行結腸，故名「大橫」。

　　部位：屬足脾經經脈的穴道，位在肚臍左右各旁開四寸處。

　　主治：(1)本穴主治大腸疾患，尤其對習慣性便秘、腹脹、腹瀉、小腹寒痛、腸寄生蟲等病症，有很好的調理功效。(2)其次對於多汗、四肢痙攣、肚腹肥胖等症，長期按壓此穴也有很好的調理與保健效能。

　　自我取穴按摩法：(1)正坐或仰臥。(2)以兩手中指指尖垂直下壓(此時吸氣、縮腹效果更佳)揉按，有脹痛感覺。(3)每天早晚各一次，每次揉按一～三分鐘。

35.大包穴

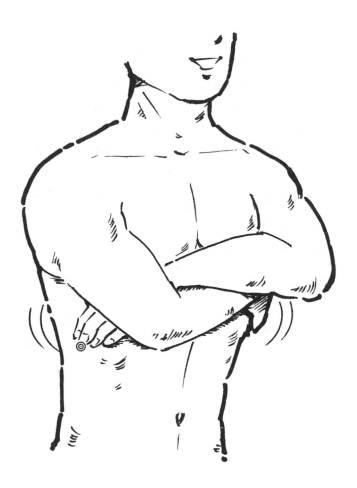

晚上睡不安穩，似睡非睡，白天則是全身疲乏、四肢無力，一點勁也提不起來，按壓此穴有很好的保健調理功效。

命名：脾在五行屬「中土」，爲其餘四臟(肝、心、肺、腎)之主，此穴又爲脾之大絡(聯絡其他經脈的重要穴道)，總統陰陽諸絡，經氣灌漑五臟、四肢，無所不包，故名大包。

部位：屬足脾經經脈的穴道，腋窩下、腋中線直下六寸處(相當於自己的中指尖到手腕橫紋的長度)。

主治：(1)主治全身疲乏、四肢無力、頗有功效。(2)對於肺炎、氣喘、胸膜炎、胸脅痛、膀胱麻痺、消化不良等，都有很好的保健調理作用。

自我取穴按摩法：(1)正坐或仰臥，雙手互抱胸前，以雙手中指置放對側腋窩中線下六寸約一個手掌長度處。(2)用中指指尖揉按，會有脹、刺痛的感覺。(3)每天早晚各一次，每次揉按一～三分鐘。

36.極泉穴

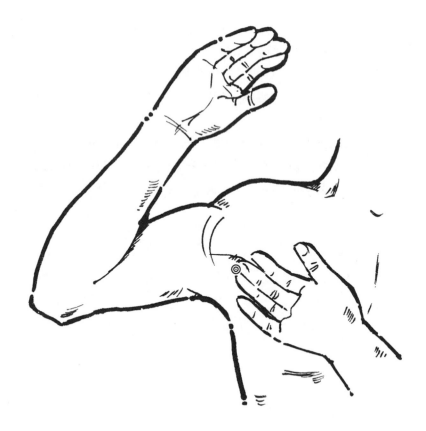

老牌名歌星謝雷先生在香港演唱會上突然間心臟病發作，送醫急救；國泰大家長蔡萬霖先生因心臟缺氧住院治療。在現代工商業緊張忙碌的生活壓力下，越來越多的人，容易罹患各種心臟病，例如：心肌梗塞、心臟缺氧、心絞痛等，按壓極泉穴有急救與保健的良好功效。

命名：極泉，盡處曰：極，水之高而有源者曰：泉，心主血脈，如水之流，穴當心經之最高極點處，因名：極泉。

部位：屬手心經經脈的穴道，位在腋窩正中，兩筋間，動脈應手處。

主治：(1)各種心臟病、暨心脅滿痛。(2)臂肘冷寒、肩關節炎、肋間神經痛、心肌炎、心絞痛、心痛渴而欲飲、黃疸、腋臭、癭病等病症，長期按壓此穴，會有很好的調理保健效用。

自我取穴按摩法：(1)正坐，手平伸，舉掌向上，屈肘，掌心向著自己頭部。(2)以另手中指、指尖按壓腋窩正中陷凹處，有特別痠痛感覺。(3)每次早晚，左右各揉按一～三分鐘，先左後右。

37.少海穴

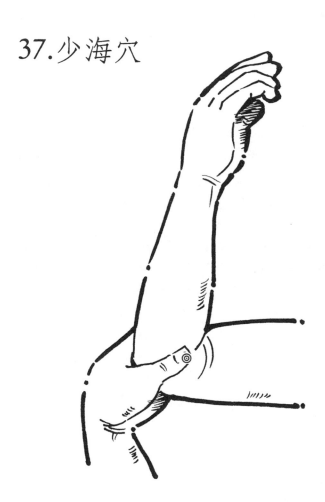

「牙痛不是病，痛起來要老命」，不論冷熱症狀，或是蛀牙引起的牙齒疼痛，有的兼有手肘、臂、脇部、腋下等處痙攣、疼痛、按壓少海穴，有很好的止痛暨保健效果。古籍《針灸銅人》書上記載：「治寒熱齒齲痛、目眩發狂、嘔吐涎沫、項不得回顧、肘攣腋脇下痛、四肢不得舉」。

命名：少者手少陰心，匯合之處為海，心主血脈，似水之流，且兼是穴為本經經氣匯聚之合穴，五行又為水穴，因名少海。

部位：屬手心經經脈之穴道，位在肘橫紋的尺側端與肱骨內上髁連線之中點凹陷處。

主治：(1)有寧神、通絡之效能，主治神經衰弱、頭痛目眩、心痛、牙痛、肋間神經痛。(2)對於前臂麻木、肘關節痛及肘關節周圍軟組織疾患、健忘等病症，長期按壓此穴道，會有很好的調理保健效用。

自我取穴按摩法：(1)正坐、抬手，手肘略屈，手掌向上。(2)用另手輕握肘尖、四指在外，以大拇指指腹按壓內肘尖之內下側、橫紋內側端陷凹處，有痠痛感。(3)每天早晚各按一次，每次左右各按一～三分鐘。

38.神門穴

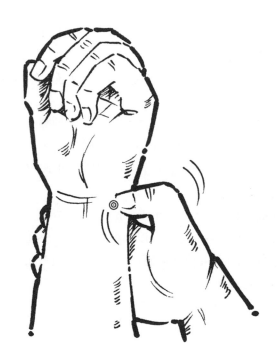

認識穴位

　　工商業社會業務繁忙，交通益形發達，有時爲了事業南北奔波，在睡眠不足、精神疲累、昏昏欲睡的情況下，開車奔馳在高速公路上，非常容易發生意外，此時按壓神門穴有很好的提神功效。

　　命名：出入之處爲門，穴屬心經，心藏神，主治神志病；又有人神出入門戶之議，針灸此穴，可開心氣的鬱結，使神志得舒，心神有所依附，因名神門。

　　部位：屬手心經經脈的穴道，仰掌、腕橫紋的尺側端，在尺側腕屈肌腱的橈側凹陷中。

　　主治：(1)有安神、寧心、通絡之效能，主治心煩失眠，對神經衰弱，在針灸治療上有特效。(2)神門是精氣神的進入處，實爲治療心臟疾病的重要穴位。(3)心悸、心絞痛、多夢、健忘的特效穴。(4)對糖尿病、扁桃腺炎、腕關節運動障礙等病症，長期按壓此穴，會有很好的調理保健效能。

　　自我取穴按摩法：(1)正坐、伸手、仰掌，屈肘向上約45度，在無名指與小指掌側向外方。(2)用另手四指握住手腕，彎曲大拇指，以指甲尖垂直掐按豆骨下、尺骨端穴位凹陷處。會有痠脹、痛感。(3)每日早晚，左右手各掐按三～五分鐘，先左後右。

39.少府穴

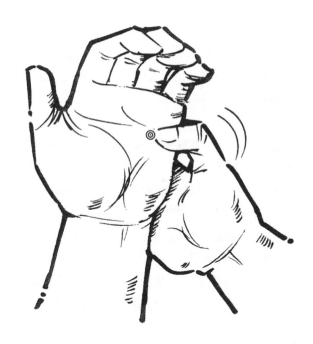

認識穴位

壓力大、工作忙、營養高的工商業人士，易有心肌缺氧、心肌梗塞、心絞痛等疾病的發生，這些疾病的初期症狀，多是偶發的心胸痛，按壓少府穴最爲有效，可紓解胸中的鬱悶不通之氣，對於各種心臟疾病的預防保健有很好的效果。

命名：聚處爲府，此穴屬於少陰心經，爲經氣所聚之處，因名：少府。

部位：屬手心經經脈的穴道，位在第四、五掌骨之間，屈指握拳時，當小指端與無名指端之間，與感情線相交處取之。

主治：(1)有寧神志、調心氣之效能，主治一切心臟疾患，如風濕性心臟病、心悸、心律不整、心絞痛等。(2)本穴通及心腎、能舒兩經抑鬱之氣，故治婦人生殖器疾病、遺尿、尿閉。(3)前膊神經麻痛、掌中熱等病症，長期按壓此穴，會有很好的調理保健效能。

自我取穴按摩法：(1)正坐伸手、仰掌、屈肘向上約45度。(2)以小指、無名指屈向掌中，當小指與無名指尖之中間與感情線交會處，用另手四指輕握手背，彎曲大拇指，以指尖按壓、有痠脹感覺(小指甲尖輕輕掐按，會有刺痛感覺)。(3)每日早晚、左右各揉(或掐)按三～五分鐘。

40.少衝穴

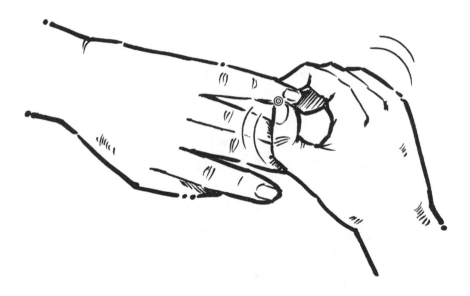

中風猝倒，不省人事，牙關緊閉，或心臟病突然發作，緊急狀況時，一則盡速聯絡「一一九」送醫急救，一則可急速掐按少衝穴，有流通氣血、起死回生之妙（民間腦中風放血救命，即用針在此輕刺，並擠數滴血出來，有急救功效）。

命名：少者指小，衝者有動的含意，穴屬手心經脈之氣從此衝出小指，主治神不守舍，針灸有收攝心神之效，因名「少衝」。

部位：屬手心經經脈的穴道，在小指橈側、指甲角旁約一分處。

主治：(1)中風猝倒、心臟病發作的急救穴。(2)主治一切心臟疾患、熱病昏迷、心悸、心痛等病症。(3)對肋間神經痛、喉頭炎、結膜炎、黃疸、上肢肌肉痙攣等病症，長期按壓此穴會有很好的調理與保健效能。

自我取穴按摩法：(1)正坐，手平伸，掌心向下，屈肘向己內收。(2)用另手輕握小指，彎曲大拇指，用指甲尖垂直掐按，小指內側指甲角一分許穴位處。有刺痛的感覺。(3)每日早晚，左右各掐按三～五分鐘，先左後右。

41.少澤穴

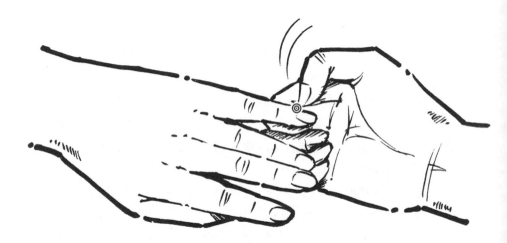

喉嚨疼痛、吞嚥困難、或是初中風、昏沈、痰涎壅盛、不省人事，緊急送醫途中、可用指甲尖端，稍出力掐按本穴，有快速解除喉痛，使血氣暢通，讓人蘇醒的功效。

命名：本穴有潤澤全身的功能，穴爲小腸經脈、脈氣所出之穴，脈氣剛出而微小，故曰少澤。

部位：屬小腸經脈的穴道，在小指尺側(外側)距指甲角旁一分處取之。

主治：(1)針灸放血(亦可用指甲掐按)有立即解除喉痛的功效。(2)初中風、暴卒、昏沈、不省人事、急刺放血(亦可用指甲掐按)可使氣血流通，有起死回生之效。(3)頭痛、目翳、咽喉腫痛、乳腺炎、乳汁分泌不足、短氣、肋間神經痛、前臂神經痛、頸項神經痛、耳聾、寒熱汗不出等症，長期按掐有很好的保健調理功效。

自我取穴按摩法：(1)掌背向上、掌面向下。(2)以另手輕握，彎曲大拇指，以指甲尖端垂直下壓。(3)輕輕掐按穴位，有強烈刺痛感。(4)每次掐按一～三分鐘。

42.後谿穴

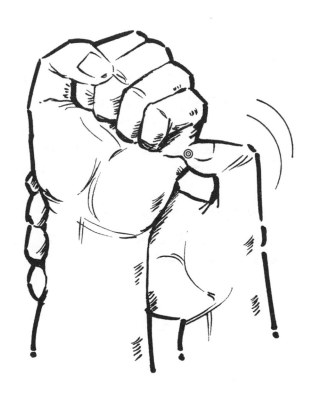

　　平時不運動的人，走路或搬抬重物，很容易不慎閃到腰，轉側困難，疼痛難當時，可以用指甲掐按本穴，同時輕輕轉動肉體痛處，有很快速的止痛暨調理功效。

　　命名：穴在小指外側，本節（掌指關節）後凹陷處，握拳時，穴處肉突如山峰，按之卻似小溪之曲處，故名「後谿」。

　　部位：屬小腸經脈的穴道，微握拳，第五指掌關節後外側，在手掌感情線的橫紋盡頭，赤白肉際處取之。

　　主治：(1)閃腰、腰痛、腰部急性扭傷，或慢性勞損等。(2)頭痛、項強不得回顧、目赤、耳聾、咽喉腫痛、手指及臂肘痙攣。(3)對於精神分裂、癲病、肋間神經痛、盜汗、落枕等，在針灸療病上也有很好的效果。

　　自我取穴按摩法：(1)伸臂曲肘向頭，上臂與下臂約45度角。(2)輕握拳，手掌感情線之尾端在手小指下側邊凸起如一火山口狀。(3)以另一手輕握掌背，彎曲大拇指，垂直向著掌心方向下壓。(4)用指甲掐按有脹痠感。(5)每次掐按一～三分鐘。

43.養老穴

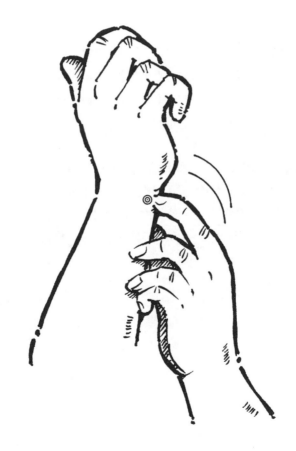

晚上睡不安穩，不時地被尿意喚醒，但到了廁所，好不容易才尿了些許，頻尿或是視力、聽力漸漸模糊不清，坐久了要站起來，或上下樓梯時總覺得腳膝的關節不是那麼俐落，這些症狀養老穴都有很好的調理功效。

命名：益者為養，有益於老人易患的各種疾病，主要是因為小腸之功能為吸收水谷(穀)所化之精微，以供養全身，又因本穴主治目視不明，耳閉不聞，肩臂疼痛，手不能上下自如等老年病，為供養老人，調治老人疾病的要穴，故名養老。

部位：屬手小腸經經脈之穴道，屈肘，手掌心向胸，尺骨小骨橈側緣上方凹陷中。

主治：(1)益養老人身體退化、衰老之各種疾病，(2)對目視不清、肩、背、肘、臂痠痛、呃逆、落枕、腰痛不可轉側等疾病，有很好的保健調理效果。(3)並有舒筋、通絡、明目的效能。

自我取穴按摩法：(1)舉臂屈肘，手掌心朝向顏面。(2)以另手食指指尖按揉尺骨基狀突起部，有一凹陷溝。(3)以食指指尖垂直向下按揉，有痠脹感。(4)每次左右各揉按一～三分鐘。

44.小海穴

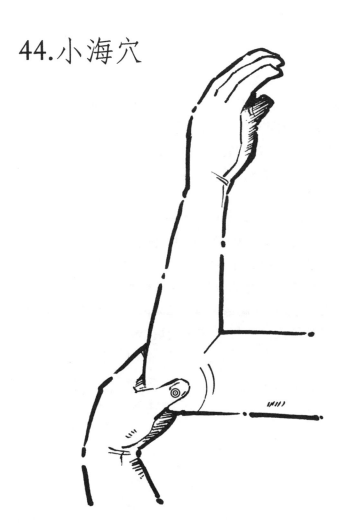

　　臉部氣色不佳，貧血，蹲後站立容易感覺眼前昏黑，有眩暈感的人，長期按壓此穴，對於小腸吸收營養，讓氣血循環直至臉部有很好的改善效果。

　　命名：小腸與胃相連，胃爲水谷之海，又六經爲川，腸胃爲海，本穴爲小腸經脈氣匯合之處，喻爲小腸之海，故名小海。

　　部位：屬手小腸經經脈之穴道，在尺骨鷹嘴突起之上端，去肘半寸陷凹處，即肘內側，大骨外，去肘端半寸處凹陷中。

　　主治：(1)小腸吸收營養不佳，造血功能障礙及貧血。(2)對於肘臂痛、肩、肱、肘、臂諸處肌肉痙攣，及尺神經痛、眼瞼充血、聽覺麻痺、寒熱齒齦腫、下腹痛、四肢無力等病症，長期按壓此穴，都有很好的調理保健效果。

　　自我取穴按摩法：(1)伸臂屈肘向頭，上臂與前臂約成90度。(2)另手輕握肘尖，以大拇指指腹垂直向兩骨間觸壓揉按，有強烈痠脹感(部分人士內有一條硬筋)。(3)每次左右各揉按約一～三分鐘。

45.天宗穴

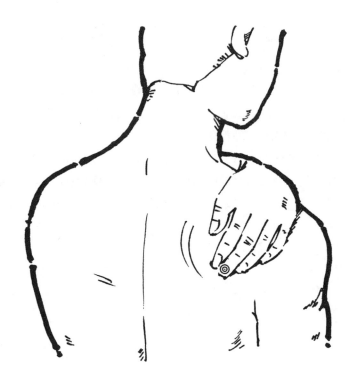

　　胸部經常鬱悶疼痛，或是婦女自嫌不夠豐滿健美，長期按揉本穴有很好的調理胸悶暨健胸的功效。

　　命名：上部爲天，遵守之意爲宗，天宗穴主治頰頷腫痛、肩臂痠痛，以及上肢風痺諸疾，宗此針之而癒，因名天宗。又有一說，本穴與周邊曲垣、秉風等穴排列如星象，所以仿取星名以名之。

　　部位：屬手小腸經經脈之穴道，在肩胛骨崗下窩的中央，或肩胛崗中點下緣，下一寸處。

　　主治：(1)是針灸治療乳房痛的特效穴，對乳汁分泌不足亦有效，亦爲治胸痛的要穴。(2)對於肩胛疼痛，上肢上舉不能、氣喘、頰頷腫等病症，長期揉按有很好的調理保健功效。

　　自我取穴按摩法：(1)以對側手，由頸下過肩，以中指指腹按揉。(2)如可正坐或俯臥，請他人以雙手大拇指指腹垂直按揉，有脹、痠、痛感。(3)每次先左後右各(或雙側同時)按揉一～三分鐘。

46.顴髎穴

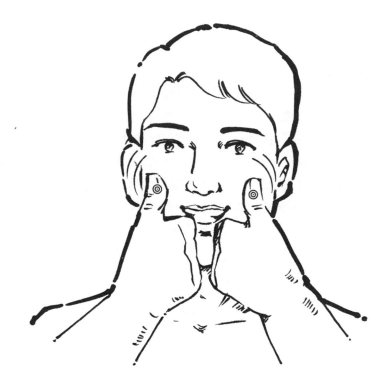

眼皮、下眼袋，不由自主的跳動，或是受了風寒引起的顏面神經麻痺、痙攣、疼痛，以及三叉神經疼痛，疼不可當，甚至輕微的觸摸都無法忍受，按壓此穴有很好的調理效果。

命名：顴指面部顴骨,髎指骨之郄（即凹陷處）亦即骨骼（顴骨）突起旁之凹陷空隙處故名：顴髎。

部位：屬手小腸經經脈之穴道，顴骨尖處之下緣凹處，約與鼻翼下緣平齊，開口取之，穴乃正。

主治：(1)本穴在針灸上的臨床應用是治療眼睛各種疾病，以及面部美容的特效穴。(2)上頷牙痛的特效穴。(3)三叉神經痛、顏面神經麻痺及痙攣（口眼歪斜）、眼瞼跳動等疾病，長期按壓此穴，有很好的調理保健功效。

自我取穴按摩法：(1)正坐，目視前方，口唇稍微張開（更易深入穴道）。(2)輕舉雙手指尖朝上，掌心朝向面頰。(3)以大拇指指尖垂直按壓穴道。(4)力道稍由下往上輕輕揉按，更容易體會出痠脹的感覺。(5)每次左右各（或雙側同時）揉按約一～三分鐘。

47.聽宮穴

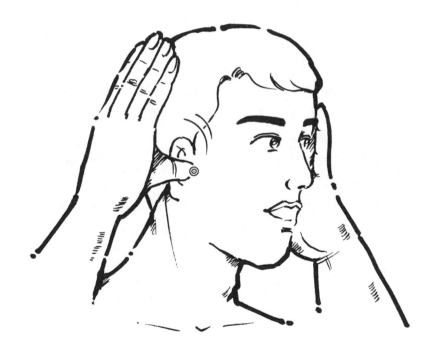

耳朵裡好像養了小蟲，不時地吱吱叫個不停，尤其是夜深人靜時，更是擾人清幽，無法入眠；年紀漸長，聽人講話的聲音，卻是漸行漸遠，模糊不清，甚至於聽不到了，像這一類耳朵產生耳鳴、重聽、聽力的障礙，長期按壓聽宮穴有很好的改善效果。

命名：耳之功能爲聽，宮指要處，又爲五音之首，是穴當耳屏前方，針此可恢復聽力，爲治耳聾等耳朵功能疾患的要所，因名聽宮，又名多所聞。

部位：屬手小腸經經脈之穴道，在耳屏正中前凹陷處，張口得之。

主治：(1)聽宮主治耳朵以及聽覺有關之疾病，例如耳鳴、耳聾、中耳炎、外耳道炎，《針灸銅人》記載：治耳聾如物填塞、無所聞等。(2)並治失聲、齒痛、心腹痛等病症，長期按壓此穴有很好的調理保健功效。

自我取穴按摩法：(1)正坐目視前方，口微張開。(2)舉雙手，指尖朝上，掌心向前。(3)以大拇指指尖垂直，輕輕插入耳屏前陷凹正中處，有刺痛感。(4)輕輕以大拇指指尖揉按。(5)每次左右各(或雙側同時)約按揉一～三分鐘。

48.睛明穴

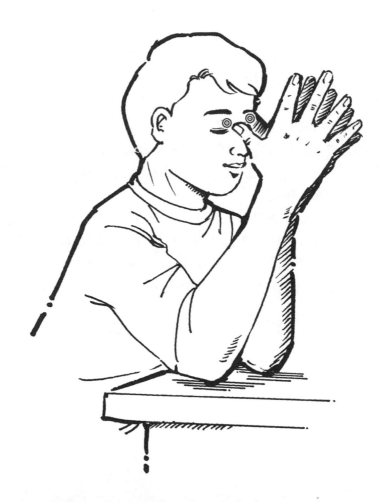

　　視力不佳，視茫茫，眼前似有薄霧，怕光，迎風流淚，痠澀，紅腫等眼睛不適症狀，經常按壓睛明穴有特殊功效。

　　命名：本穴對於眼睛有去翳、鎮痛、消腫、止淚、止癢的功效，能令眼睛明亮，因此定名睛明穴。

　　部位：屬足膀胱經經脈之穴道，在目內眼角外一分處，鼻樑旁陷凹處。

　　主治：（1）是主治一切眼病的要穴。（2）像是急慢性結膜炎、眼睛充血紅腫、翼狀胬肉（翳）、假性近視、輕度近視、散光、老花眼、夜盲症、早期輕度白內障及迎風流淚等病症，都有很好的保健調理效果。

　　自我取穴按摩法：（1）正坐輕閉雙眼。（2）兩手肘撐在桌面，雙手手指交叉，八指指尖朝上。（3）大拇指指甲尖輕掐鼻樑旁與內眼角的中點。（4）在骨上輕輕前後刮揉，有痠脹及稍刺痛的感覺。（5）每次左右各（或雙側同時）刮揉一～三分鐘。

49.攢竹穴

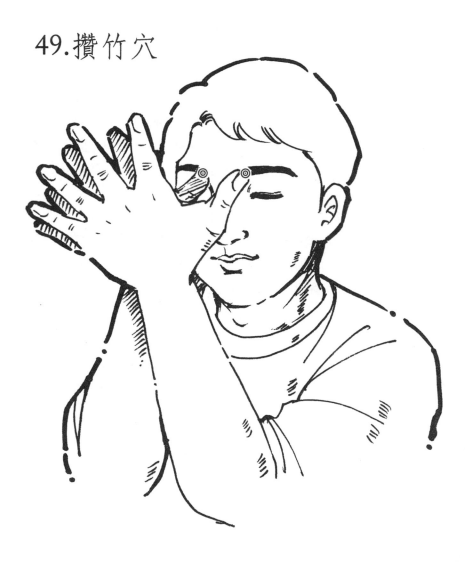

現代上班族工作疲累，長期注視電腦螢幕，或在KTV夜總會，受到煙燻，加上燈光的刺激，容易引起眼睛脹痛、眉稜骨痛，甚至於引起頭痛、昏暈等症狀，正確按壓攢竹穴，可以很快地感覺到改善的效果。

命名：諸陽之氣攢聚於眉頭，如新竹之茂；又眉頭的外視如「竹」字，以象其形，故名攢竹。又名魚頭、明光、光明、夜光。

部位：屬足膀胱經經脈的穴道，在眉毛的內側端，眼眶骨上凹陷處。

主治：(1)一切眼睛的疾病，都是本穴的適應症，像是急慢性結膜炎，淚液過多，眼瞼震顫，眼睛疼痛等。(2)上述病症並連帶頭痛，視茫茫，眼睛如有翳霧，眼睛紅腫，視力不清等效果卓著。(3)並能調治風熱，痰濕所引起的腦昏頭痛、眉稜骨痛等。

自我取穴按摩法：(1)正坐輕閉雙眼，兩手肘撐在桌面。(2)雙手手指交叉，指尖向上，兩大拇指指腹向上，由下往上向眉稜骨按壓，輕按即有痛痠，或脹的感覺，每次左右各(或雙側同時)揉按一～三分鐘。

一般人取穴，由面部直接按壓在眉稜骨上，感覺是不夠的，由下往上才是正穴。

50.天柱穴

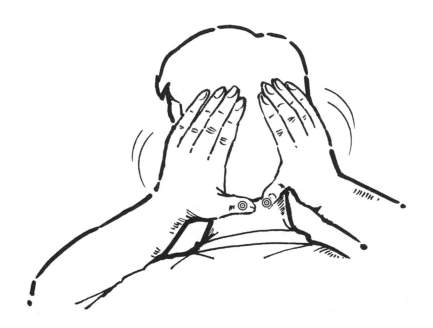

認識穴位

常頭暈、頭痛、昏昏沉沉、視力模糊、頭腦不清的人，經常按壓天柱穴，或用我國氣功八段錦的「鳴天鼓」，用兩手掌掩蓋住耳門，手指尖均向後，按壓天柱穴地帶，兩手均用食指疊在中指上面，再以食指用力叩打本穴，就有「嗡嗡」之聲震盪頭腦，如同鳴鼓的聲音一樣。每天早晚各作一次，每次連叩九下或它的倍數，會有立竿見影的改善效果。

命名：穴在斜方肌起始部，頸項後，髮際大筋外側凹陷處，即柱骨的兩旁，居天位，又應星名，故名：天柱。

部位：屬足膀胱經經脈的穴道，位於後髮際正中直上半寸旁開一點三寸，在斜方肌外側凹陷中。

主治：(1)主治後頭痛、頸項僵硬、肩背疼痛、血壓亢進、腦溢血、鼻塞、嗅覺功能減退等病症。(2)對於視力衰弱、視神經萎縮、眼底出血等症狀，也有很好旳保健調理作用。(3)還可使腦部輕快，增加記憶力，常按壓此穴道並且能調整內臟機能。

自我取穴按摩法：(1)正坐雙手舉起，抬肘，掌心朝前，向著後頭部，指尖朝上，以大拇指指腹，由下而上按進頸後枕骨下，大筋外兩側凹陷處，有痠痛、脹、麻的感覺。(2)由下往上輕出力揉按，每次左右各(或雙側同時)約一～三分鐘。

51.風門穴

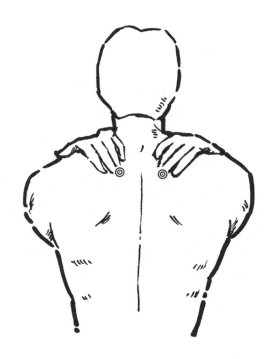

　　動不動就受風寒感冒，咳嗽不斷，頸項僵硬、肩背痠痛的人，每天按摩風門穴，有意想不到的保健功效。

　　命名：風門穴在第二脊椎下兩旁各一寸五分處，是風邪入侵體內之門戶，又主因風而致的各種疾病，故名風門，又名熱府。

　　部位：在第二胸椎棘突下，旁開一點五寸處，屬足膀胱經經脈的穴道。

　　主治：(1)是一切風寒感冒發熱、惡寒、咳嗽、支氣管炎等疾病的主治要穴。(2)又能預防感冒，並且對於頭頸痛、胸背痛、蕁麻疹、嘔逆上氣等病症，都有很好的保健調理作用。(3)用艾草溫灸本穴半小時(不會溫灸，可用熱吹風機)，可立止劇烈的哮喘。(4)背部長滿青春痘或癰瘡，本穴有很好的調理保健效果。

　　自我取穴按摩法：(1)正坐頭微向前俯，頸椎最突出部為大椎，向下二椎骨下、向左右旁開一寸半(肩胛骨與脊椎骨連線的中點)，各有一穴。(2)舉手抬肘，用中指指腹按壓最能著力，並有痠脹感，每次左右各(或雙側同時)揉按一～三分鐘。(3)正坐或俯臥，請他人以大拇指指腹揉按亦可。

52.承扶穴

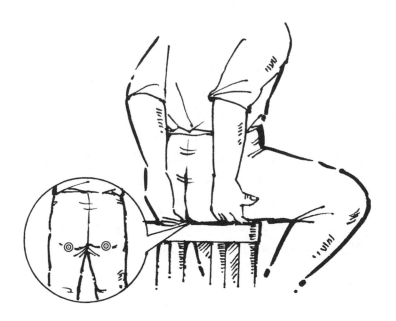

中年以上婦女，臀部肌肉大多肥胖、鬆弛、下垂、承扶穴是讓它縮緊、減肥、恢復彈性的最佳穴道。

命名：承者止也，扶作匍匐同音，穴在尻臀下股陽上陷紋中，即臀之盡止處，因穴當承受上身而輔助下肢，故名承扶。

部位：屬足膀胱經經脈之穴道，在大腿後正中線直上臀部高肉下垂之橫紋中點。

主治：除了臀部減肥的特效外，對於腰腿痛、坐骨神經痛、下肢癱瘓、痔瘡、尿閉、便秘、生殖器官的疼痛等病症，都有很好的保健調理作用。

自我取穴按摩法：(1)正坐將兩手掌心朝上，置放在臀部大腿交接處，用食、中、無名三指指腹向上按摩，觸摩有痠脹感（嚴重時會有一條硬筋），每次左右各（或雙側同時）按摩一～三分鐘。(2)也可以雙手握拳，拳背朝上，置放在臀下，以拳背骨節突起處，頂住穴位，活動腿部達到按摩功效。(3)還可用大理石蛋，或相似硬物置放穴位並活動大腿，達到按摩功效。

認識穴位

53.委中穴

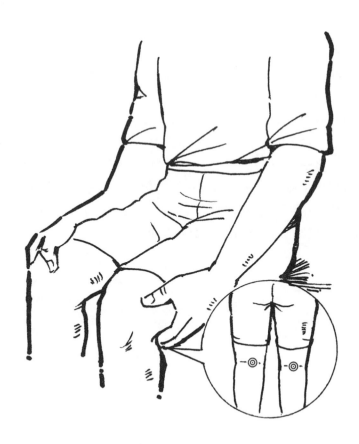

認識穴位

　　腰腿無力、腰痠背痛，幾乎成為現代文明人的通「痛」，委中穴為針灸經絡四大總穴之一，古時即有「腰腿、背，委中求」的口訣，按摩委中，有強化腰腿力量，去除腰痠、背痛的功效。

　　命名：穴在膝膕窩的中央，橫紋中，膕動脈應手，正當足膝委折之中，委曲而取之，故名委中，又名：郄中。

　　部位：屬足膀胱經經脈之穴道，在膝膕橫紋的正中點。

　　主治：(1)對腰背、腿部各種疾病，如腰腿無力、腰痛、腰連背痛、腰痛不能轉側等病症有特效。(2)四肢發熱、熱病汗不出、小便難，以及中暑、急性胃腸炎、坐骨神經痛、下肢癱瘓、腓腸肌痙攣等病症，也都有很好的保健調理效果。

　　自我取穴按摩法：(1)端坐垂足、雙手輕握大腿兩側、大拇指在上，其餘四肢在下。(2)用食指指腹，邊用力向內揉按，有痠脹痛感，每次左右各(或雙側同時)揉按一～三分鐘。

54.承山穴

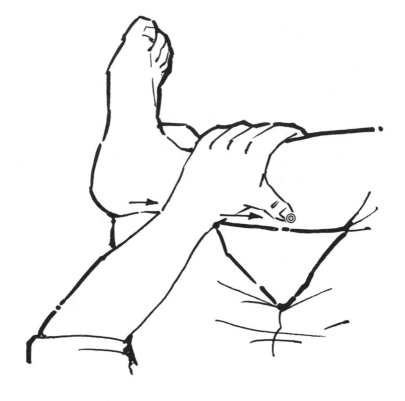

認識穴位

　腳無力，不易站起，不能久站，爬樓梯小腿肚有抽痛的感覺，甚至經常小腿抽筋的人，能夠經常按壓承山穴，有很好的改善功效。

　命名：穴在小腿腓腸肌下，分肉間陷中，此穴承載一身如山之重，故名承山，又名：肉柱、魚腹。

　部位：屬足膀胱經經脈之穴道，在膝膕橫紋中點直下八寸，伸足翹趾時，腓腸肌肌腹下方呈人字型紋的頂端凹陷處。

　主治：(1)承山穴對於腳無力及小腿抽筋有特效。(2)並且對於腰腿痛、坐骨神經痛、腓腸肌痙攣、足跟急痛、四肢麻痺、腳氣、痔瘡、便秘等病症，都有很好的保健調理作用。

　自我取穴按摩法：(1)正坐翹足，將欲按摩之腳抬起，置放在另外一腳的膝蓋上方。(2)用相對側的手掌握住腳踝，大拇指指腹循著腳後跟正中(阿里基腱)直上。(3)在小腿肚下，「人」字型的中點，有痠、脹、痛感處揉按(嚴重時有硬結)，每次左右各(或雙側同時)揉按一～三分鐘。

55.崑崙穴

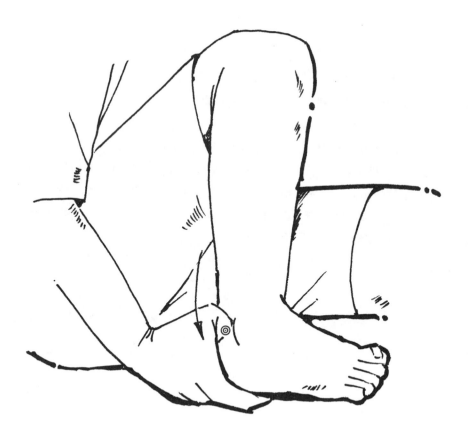

　　婦科卵巢、男性睪丸的功能不佳，容易引起頭昏、耳鳴、中氣不足；或是每於黎明之時，下腹疼痛而腹瀉，長期按壓崑崙穴有很好的調理保健特效。

　　命名：上有踝骨，旁有跟骨，下有軟骨高起如山，足膀胱經的經脈有氣質升高促陽而返下之象，故名崑崙，又名下崑崙。

　　部位：屬足膀胱經經脈之穴道，於足外踝後五分，跟骨上凹陷處。

　　主治：(1)本穴針對婦女卵巢、男性睪丸功能及雞鳴下痢(多係腸結核)等病症有特效。(2)並且對於頭痛、項強、目眩、肩痛、腰背痛、坐骨神經痛、關節炎、踝關節及周圍軟組織疾病、難產胞衣(胎盤)不下、腳氣、小兒搐搦等病症，都有很好的保健調理作用。

　　自我取穴按摩法：(1)正坐垂足，將要按摩之腳稍向斜後方移至身體側邊，腳跟抬起。(2)用同側手、四指在下，掌心朝上扶住腳跟底部。(3)大拇指彎曲，用指節由上向下輕輕刮按，此處非常疼痛。(4)開始慎勿大力，每次左右各(或雙側同時)刮按一～三分鐘。(5)孕婦禁大力。

56.至陰穴

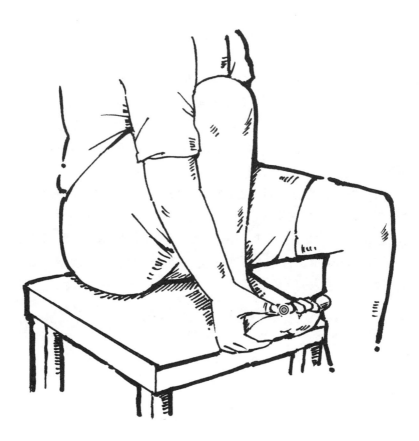

　　經常皮膚搔癢難當，熱、燥，好像有跳蚤卻又找不到，皮膚上不時有小顆粒爆裂感，又找不出原因的病症，經常按壓至陰穴，有很特殊的改善效果。

　　命名：足膀胱經脈的穴道終於此穴，而交於足腎經，膀胱經在陰陽五行屬陽，腎經屬陰，兩經相輔相成，互為表裡，故名至陰。

　　部位：屬足膀胱經經脈之穴道，在足小趾端外側，趾甲角旁約一分處取之。

　　主治：(1)古時為婦人難產的催產特效穴。(2)並且因為能清心火、瀉血熱，因此成為皮膚痛癢的特效穴。(3)同時對於頭痛、目痛、鼻塞、鼻衄、半身不遂、足關節炎等病症，都有很好的保健調理作用。

　　自我取穴按摩法：(1)正坐垂足，將要按摩之腳稍向斜後方移至身體側邊。(2)腳跟著地，腳趾斜向外側翹起。(3)俯身彎腰，同側手末四指握腳底。(4)掌心朝上，拇指彎曲，以指甲垂直下壓，掐按至陰穴。(5)有刺痛感。(6)每次左右各(或雙側同時)掐按一～三分鐘。

57.湧泉穴

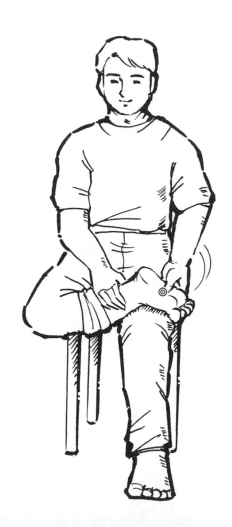

年紀漸大，腎臟功能自然退化，或是一般人平時不注意保健，閃到腰，產生腰部痠、脹、疼痛現象；上廁所大便因腰痛，無法用力，有便大不出來，真是無法形容的痛苦，稍大力按壓湧泉穴，有很好的除腰痛，通大便的功效。

命名：湧是騰溢的現象，泉爲水自地出，本穴爲足腎經脈氣所出之井穴，位在足掌心陷凹處；足底位在人體最低處，低者爲地，脈氣從足底發出，有如地出湧泉之狀，故以爲名。

部位：屬足腎經經脈之穴道，在足心、屈足時呈凹陷處，約足掌前1/3與後2/3交點處取之。

主治：(1)本穴有益腎、清熱、開鬱之特效，因而被列入回陽九針之一。(2)古籍《針灸銅人》記載「治腰痛、大便難」特效。(3)咽喉腫痛、頭痛、目眩、失音、失眠、小便不利、休克、中暑、中風、高血壓、癲癇、女子不孕、月經不調、陰癢、陰挺等，常掐按此穴，都有很好的保健調理功效。

自我取穴按摩法：(1)正坐，翹一足於另一膝上，足掌在可能的範圍內盡量朝上。(2)用另一手輕握，四指置於足背，彎曲大拇指，置於穴位處。(3)以大拇指指腹由下往上推按，有痛感。(4)每日早晚，左右足心各推按一～三分鐘。

58.太溪穴

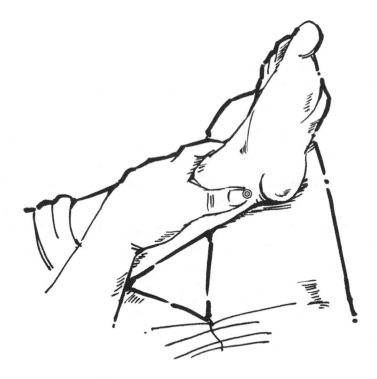

認識穴位

行政院長蕭萬長先生，因身體不適，住院開刀，治療攝護腺不適的病症。攝護腺為男性所專有，生長在膀胱外尿道旁，與生殖功能有關，長期使用便鬆弛肥大，容易造成頻尿，但有尿不出，或尿不乾淨的現象，按壓太溪，有很好的效果，媒體曾有報導，蔣緯國將軍即用此穴按摩，治好攝護腺肥大病症。

命名：(1)太指大、甚的意思，又穴處凹陷，大如溪，故名。(2)腎水出於湧泉，通過然谷，聚流而成太溪，並由此外轉入海，因名太溪。

部位：屬足腎經經脈的穴道，垂足取穴，在內踝高點與跟腱之間凹陷中取之，約內踝後五分處。

主治：(1)有益腎、清熱、健腰膝、調節內臟之效能；主治腎炎、膀胱炎、月經不調、遺尿、遺精、神經衰弱、腰痛、足部冷感、足底痛等病症。(2)用刮按法治療男性攝護腺疾病及婦女子宮疾患有特效。(3)咽喉腫痛、耳鳴、失眠、脫髮等，常按揉此穴，都有很好的保健調理作用。

自我取穴按摩法：(1)正坐、垂足，抬一足置另腳膝蓋上。(2)用另一手輕握，四指置放腳背，彎曲大拇指，由上往下刮按，有特別脹痛感(此處男性主管攝護腺功能，女性則為子宮等婦科疾患，如有病症之人，痛感極強，注意不可過度大力刮按，尤其是孕婦，更應特別小力)。(3)每天早晚左右腳各刮按一〜三分鐘。

59.復溜穴

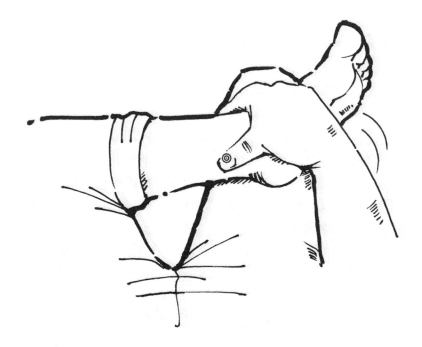

整個腰，覺得痠脹，並且隱隱作痛（但不是很痛），不能久坐，又不利站起；不能久站，又不便坐下，稍微轉折活動，痠脹疼的感覺加劇，折磨得讓人煩惱苦痛，幾乎無法忍受，按壓復溜穴，有很好的保健調理功效。

命名：復是返還的意思，溜，通作流，本穴位居照海之次，是足腎經脈氣所行之經穴，足腎經之脈，至照海而歸聚爲海，並注輸生發爲陰蹻脈，至本穴復返而溜行，故名：復溜。

部位：屬足腎經經脈之穴道，在太溪穴（內踝後陷凹處）直上兩寸，跟腱前緣外取之。

主治：（1）古籍《針灸銅人》記載「治腰脊內引痛，不得俯仰起坐，目視晾晾（視力不清），善怒多言」特效。（2）本穴能調腎氣、清濕熱，主治腎炎、睪丸炎、功能性子宮出血、尿路感染、白帶過多。（3）對於腹脹、泄瀉、水腫、盜汗、熱汗不出、腳氣、腰痛等，常按揉此穴都會有很好的保健調理功能。

自我取穴按摩法：（1）正坐、垂足，將一足抬起，翹放另一足膝蓋上。（2）以另手輕握，四指放腳背，用大拇指指腹由下往上推揉穴位，會有痠痛的感覺。（3）每天早晚，左右各推揉一～三分鐘。

60. 築賓穴

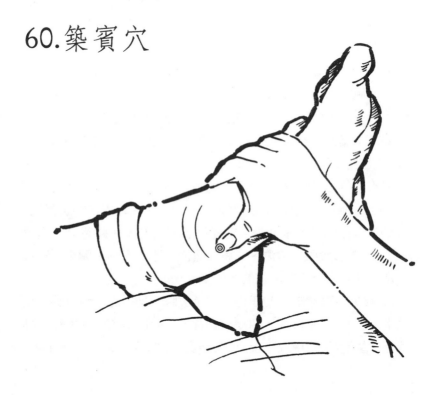

認識穴位

　體質不佳，長期過度酗酒，藥物中毒，拈花惹草，不慎感染性病，在此處會有濕疹狀的皮膚不良症狀產生，按壓此處，是傳統醫學最主要的排除體內毒素的穴道之一。

　命名：(1)賓者客也，表示由外入內的人——賓客，本穴是足腎經經脈的腧穴，又爲陽維經脈的郄穴，穴以足腎經爲主，陰維脈爲客，似在足腎經上築一賓舍，迎陰維脈之來臨，賓字隱含陰維脈所發，故名築賓。(2)賓，當作臏，膝腨也，築臏在足腎經的太溪穴後上五寸腨分中，言行則腨間築動也，故名。

　部位：屬足腎經經脈的穴道，在太溪穴（內踝後陷凹中）上五寸許，脛骨內緣後約一寸兩分。

　主治：(1)築賓爲針灸經絡之穴道中最有效的排毒穴，藥物中毒、嗎啡中毒、梅毒，及其他諸毒的特效穴。(2)比目魚肌痙攣，足腨內痛。(3)癲癇、精神分裂症、腎炎、膀胱炎、睪丸炎、盆腔炎、舌肥大、陰萎等，長期按壓此穴道，能有很好的調理保健效果。

　自我取穴按摩法：(1)正坐、垂足，將一足抬起，翹放在另一足膝蓋上。(2)以另手輕握，四指放腳背，用大拇指指腹由下往上推揉穴位，會有痠痛的感覺。(3)每天早晚，左右各推揉一～三分鐘。

61.肓俞穴

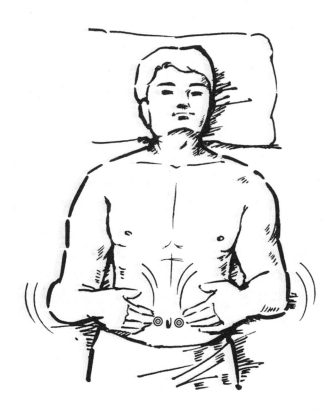

　　肚皮寒涼，腹痛如絞，大便大不出，用盡吃奶的力氣，**勉強**擠出來，也僅如羊屎一般，乾硬顆粒。深吸氣同時按摩肓俞穴，有很好的改善效果。

　　命名：穴在直肚臍左右旁開各五分處，屬肓膜之俞（精氣聚集處）；又稱本穴係指腎脈由此循行深入肓膜之意，故名。

　　部位：屬足腎經經脈之穴道，去臍旁左右各五分處。

　　主治：(1)古籍《針灸銅人》記載：治大腹寒疝，大便乾燥，腹中切痛。(2)主治黃疸、胃痙攣、習慣性便秘、腸炎、胃部厥冷。(3)月經痛、子宮痛、睪丸炎、眼球充血及角膜炎等，長期按壓此穴道，能有很好的調理保健效果。

　　自我取穴按摩法：(1)正坐或仰臥，舉兩手掌心向下，以中指指尖垂直下按臍旁穴位。(2)深吸氣，讓腹部下陷，用中指指尖稍出力揉按，有熱痛的感覺。(3)每天早晚，左右各（或雙側同時）揉按三～五分鐘。

62.俞府穴

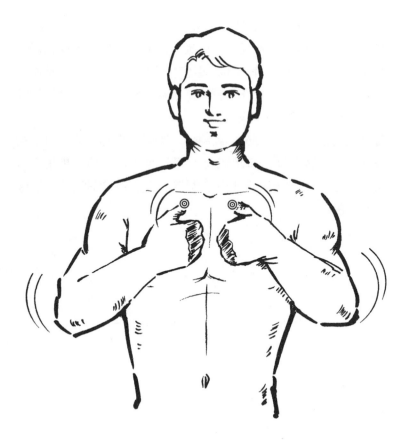

久咳不止，咳得非常厲害，吃東西無法下嚥，甚至吃了就吐，胸滿氣喘，按壓此穴有很好的效果。

命名：俞者爲古輸、腧字的簡寫，爲聚合之意，府者會也，足腎經與手心包經交會，爲腎氣傳輸聚合之處，故名俞府。

部位：屬足腎經經脈的穴道，在人體前胸正中線、胸骨上窩正中下一寸，左右旁開各兩寸凹陷處。

主治：(1)古籍《針灸銅人》：主治咳逆上喘、嘔吐、胸滿不得飲食，有特效。(2)肺充血、支氣管炎、肋間神經痛、胸膜炎、胸中痛、久喘、呼吸困難等病症，長期按壓此穴道會有很好的調理保健效果。

自我取穴按摩法：(1)正坐或仰臥。(2)舉雙手，用大拇指指尖垂直揉按胸前兩側、鎖骨下穴位，有痠痛的感覺。(3)每天早晚左右各(或雙側同時)揉按三～五分鐘。

63.天池穴

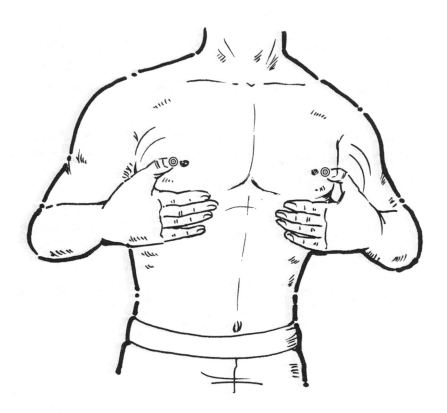

身體不舒服，四肢無力，頭痛、吸氣時感覺到胸中有雜音，喉頭也會發出嘶嘶的聲音；有時腋窩處還會腫起好大一塊，這種病症，按壓天池穴有很好的改善效果。

命名：肋間隙凹處形似池，人與天地相應，腰以上為天，故名天池，又名天會。

部位：屬手心包經經脈的穴道，位在腋下三寸，乳頭旁向外一寸處（第四肋間）。

主治：(1)治胸膈煩滿、頭痛、四肢不舉、腋下腫、上氣、胸中有聲、喉中鳴（古籍《針灸銅人》）。(2)對心臟外膜炎、腦充血、腋腺炎、乳房炎、肋間神經痛、目視眈眈不明（視力不佳、眼昏花）、咳逆、熱病汗不出等病症，長期按壓此穴道，能有很好的調理保健效果。

自我取穴按摩法：(1)正坐或仰臥。(2)舉雙手，掌心朝向自己胸前，四指相對，用大拇指指腹向下垂直按壓乳頭外一寸穴位處。(3)有痠痛的感覺。(4)每天早晚左右各（或雙側同時）按壓一次，每次一～三分鐘。

64.曲澤穴

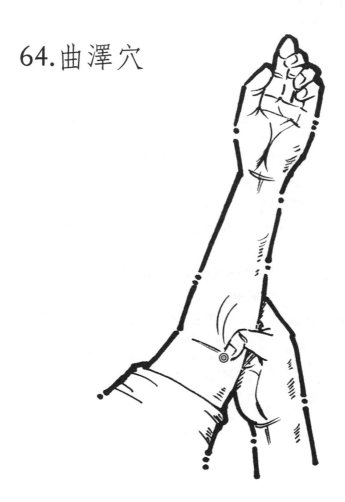

感覺身體不適，煩悶躁熱、心痛。容易忘忘不安、善驚、心亂神昏，按壓曲澤穴有很好的定心去煩、除熱的效果。

命名：曲澤者，水也，澤有歸聚之意，本穴為手心包經脈之合穴，係喻水之歸聚，穴在肘內廉下凹陷處，屈肘可得，屈可作曲解，故名曲澤。

部位：屬手心包經經脈的穴道，仰掌屈肘，在肘橫紋、肱二頭肌腱尺側凹陷中。

主治：(1)心痛、善驚、身熱、煩渴口乾、風疹、肘臂手腕處不自主的抖動（銅人）。(2)本穴通於心，可清煩熱，對於心神昏亂、心悸、心肌炎、中暑有效。(3)胃痛、嘔吐、泄瀉（急性腸胃炎）等病症，長期按壓此穴道，能有很好的調理保健效果。

自我取穴按摩法：(1)正坐伸肘、掌心向上，微曲約45度。(2)以另手輕握肘尖，四指在外，彎曲大拇指，用指尖垂直按壓穴位，有痠、脹、痛的感覺。(3)每天早晚，左右各按壓一次，每次一～三分鐘。

65.內關穴

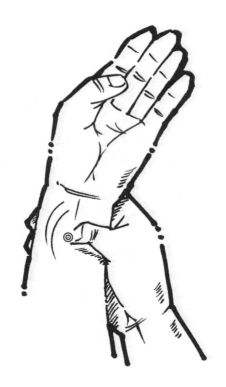

　　身體不適，或飲食不潔，飲酒過多，嘔吐不止，或想吐又吐不出來時，按壓此穴，有很好的改善效果，故古籍有「吐，可不吐；不吐，可吐」的記載。

　　命名：關，聯絡也，穴爲手心包經的主要絡穴，別走聯絡手三焦經脈，又能聯絡內臟，主治內臟之疾，位在掌後內側，離手腕兩寸，兩筋間陷中，與外關相對，而屬內，故名內關。

　　部位：屬手心包經經脈的穴道，位在腕橫紋上兩寸，掌長肌腱與橈側腕屈肌腱之間（兩筋間）取之。

　　主治：(1)心、胸、胃部諸不適。(2)有強心定喘、治心臟衰弱、心痛、心悸、胸悶等病症的功能。(3)偏頭痛、胃痛、膈肌痙攣、嘔吐、癲癇、熱病、暈厥等病症，長期按壓此穴道，能有很好的調理保健效果。

　　自我取穴按摩法：(1)正坐、手平伸、掌心向上。(2)輕握拳、腕後有兩條筋較爲明顯可見。(3)用另一手輕握腕後，彎曲大拇指，以指尖或指甲尖垂直掐按穴位，有特別痠、脹、微痛的感覺。(4)每天早晚，左右各掐按一～三分鐘，先左後右。

66.大陵穴

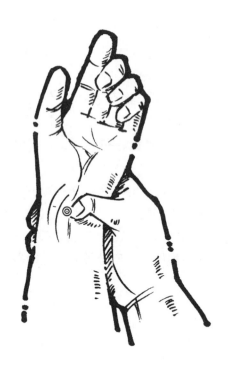

　　每天都很勤勞地刷牙，但仍然不時有陣陣濃厚的口臭傳出，讓自己的社交生活受到嚴重的影響，按壓大陵穴，有很好的清心火、除口臭的功效；本穴又是調治足跟疼痛的特效穴。

　　命名：穴在掌後兩筋間凹陷處，因其隆伏較大，掌骨猶如大陵，故名。

　　部位：屬手心包經經脈的穴道，仰掌，在腕橫紋正中，兩筋之間。

　　主治：(1)本穴有清心降火、除口臭特效。(2)主治失眠症、心胸痛、心悸、精神病等效果頗佳。(3)嘔吐、胃痛(胃炎)、扁桃腺炎、頭痛、肋間神經痛、腕關節及周圍軟組織疾患等病症，長期按壓此穴，能有很好的調理保健效果。

　　自我取穴按摩法：(1)正坐、手平伸、掌心向上。(2)輕握拳，用另手握手腕處，四指在外，彎曲大拇指，以指尖(或指甲尖)垂直掐按穴位。(3)有刺痛的感覺。(4)每天早晚，左右各掐按一次，每次一～三分鐘，先左後右。

67.勞宮穴

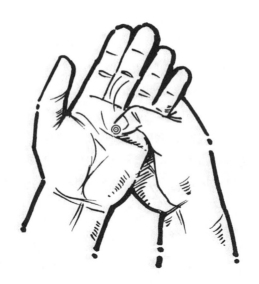

手掌、手背搔癢不止，越抓越癢，癢得人非常不舒服，幾乎都要發狂了，趕緊稍用力掐按勞宮穴，有很快速的止癢功效。

命名：手掌四周位列八卦，穴居中宮，在掌中央動脈中，人勞倦，則掌中熱，勞，勤也，穴為心包經之榮火穴，臣使之官，代心主之官行政而勞，故名勞宮。

部位：屬手心包經經脈的穴道，穴在第二、三掌骨之間，掌心橫紋中，握拳時，當中指指尖所點之處。

主治：(1)《醫宗金鑑》有：「諸痛瘡癢，皆主於心」的記載，故本穴治各種搔癢；特別有效，尤其是手掌癢，像是鵝掌風等。(2)中風昏迷、中暑、心絞痛、嘔吐、口瘡、口臭、癲病、精神病、手掌多汗症、手指麻木等病症，長期按壓此穴，能有很好的調理保健效果。

自我取穴按摩法：(1)正坐、手平伸，微曲約45度，掌心向上。(2)輕握掌，以中指、無名指屈向掌心，當兩指尖所著之中間。(3)以另手輕握，四指置手背，彎曲大拇指，用指甲尖垂直掐按。(4)有刺痛感覺。(5)每天早晚左右各掐按一次，每次一～三分鐘，先左後右。

68.中衝穴

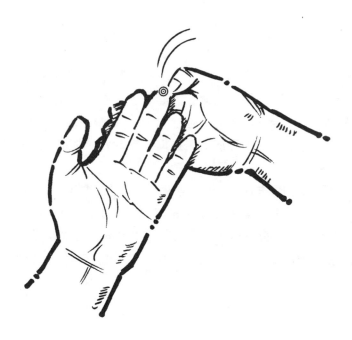

身體不舒服，全身發熱，如火一般，但又不流汗，掌中熱、煩悶、舌強、掐按中衝穴，能有很好的保健調理效果。

命名：(1)穴在手中指指端處，爲心包經脈氣所衝出之處，故名中衝。(2)我國經絡學，在手上有六條經脈，開始的穴道都在指甲兩側，僅有本穴在中指端的正中，故名。

部位：屬手心包經經脈的穴道，位在中指指尖正中，指甲前約一分處。

主治：(1)《針灸銅人》：治熱病、煩悶、汗不出、掌中熱、身如火痛、煩滿舌強。(2)中風、舌強腫痛等病症，長期按壓此穴道，能有很好的調理保健效果。

自我取穴按摩法：(1)正坐，手平伸，掌心向上，微曲45度。(2)用另手輕握，四指輕扶指背。(3)彎曲大拇指，用指甲尖，垂直掐按中指端的正中穴位。(4)有刺痛的感覺。(5)每天早晚左右各掐按一次，每次一～三分鐘，先左後右。

69.關衝穴

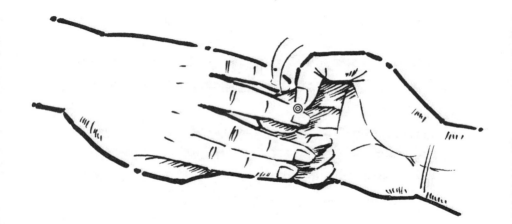

認識穴位

　人到中年，尤其婦女，容易罹患更年期症候群的各種症狀，像是感覺喉嚨麻痺、舌頭短縮、口乾、頭痛、頭暈、耳鳴、焦慮、眼睛視物不清、臂肘疼痛不可舉、夜不好眠等，掐按本穴，都有很好的保健調理功效。

　命名：穴在手無名指指端，因喻為少陽之衝，本經之關界又是心包至此之關會，故名關衝。

　部位：屬手三焦經經脈的穴道，穴在手無名指尺側(外側)端，指甲角旁約一分處。

　主治：(1)治喉炎、口乾、頭痛、胸中氣噎不嗜食、臂肘痛不可舉、目生翳膜、視物不明等症狀有特效。(2)結膜炎、耳聾、頰腫、前臂神經痛、五指疼痛、熱病等病症，長期按壓此穴，能有很好的調理保健效能。

　自我取穴按摩療法：(1)正坐，舉臂屈肘，掌心朝下，在自己的胸前。(2)用另手四指輕抬四指端。(3)彎曲大拇指，以指甲尖掐按無名指指甲旁穴位。(4)每天早晚各掐按一次，每次左右各掐按一～三分鐘，先左後右。

70.液門穴

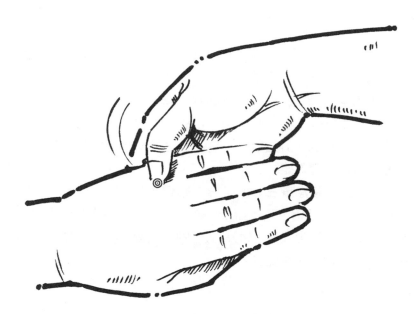

　　眼睛紅腫不消，火眼金睛，好似孫悟空，不時還有許多的眼糞，粘在眼角，實在有礙觀瞻，兼有牙齦腫痛、喉嚨發炎等病症，按壓液門穴，有很好的保健調理效果。

　　命名：液指水氣，門爲出入之處，本穴爲手三焦經的水穴，水之精，謂之液，水氣出入之門戶，故名液門。

　　部位：屬手三焦經經脈的穴道，在第四、五掌指關節與指蹼之間的中點處。

　　主治：(1)具有清火散熱的特殊功能，對頭痛、目眩、咽喉腫痛、眼睛赤澀、齲齒等病症有特效。(2)耳聾、耳鳴、手指腫痛、手臂痛等病症，長期按壓此穴，會有很好的調理保健效能。

　　自我取穴按摩療法：(1)正坐、伸手曲肘向自己胸前，掌心向下。(2)輕握拳，用另一手輕扶小指側掌心處，彎曲大拇指，用指尖或指甲尖垂直掐按穴位，有痠脹的感覺。(3)每天早晚左右各掐按一次，每次一～三分鐘，先左後右。

71.中渚穴

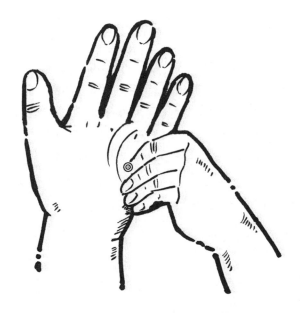

更年期症候群的各種症狀，像是頭暈、目眩、焦慮、耳鳴、失眠，此穴爲調理保健的特效穴。

命名：三焦者，決瀆之官，水道出焉。渚爲水中的小沙洲，穴居手小指，次指本節（掌指關節）後凹陷處，若江之有渚，三焦水道似江，而穴居其中，故曰：中渚。

部位：屬手三焦經經脈的穴道，在第四、五掌骨小頭，後方凹陷處。

主治：(1)耳聾、耳鳴、頭痛、頭暈、咽喉痛、失眠等。(2)對前額痛，在太陽穴附近有跳痛的感覺，有止痛的效果。(3)對落枕、肩背痛，肋間神經痛，手指不能屈伸等病症，長期按壓，會有很好的調理保健效能。

自我取穴按摩法：(1)正坐，手平伸，內屈，肘向自己胸前，掌心向內，彎背向外。(2)輕握拳，用另一手大拇指，置掌心，另四指置掌背，彎曲食指，用指刀（指頭側邊）垂直揉穴位，有痠脹、痛的感覺。(3)每天早晚各揉按一次，每次左右各揉按一～三分鐘，先左後右。

72.陽池穴

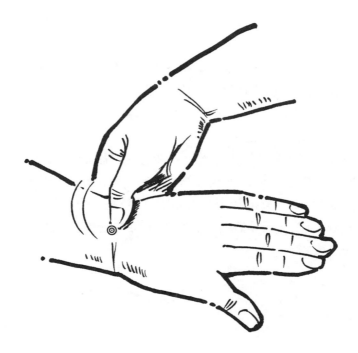

認識穴位

　　懷孕、嘔吐俗稱「害喜」，是正常的生理反應，但因「體質」的關係而過度嚴重時，則屬病態，按摩陽池調理妊娠嘔吐有特效；嚴重時，除了揉按本穴，還可用熱吹風機，隔著紗布，吹本穴一～三分鐘，有特效。

　　命名：本穴位在手背腕上凹陷處，手背為陽，其處凹陷如池，故名：陽池。

　　部位：屬手三焦經經脈的穴道，在腕背橫紋正中凹陷處。

　　主治：(1)妊娠嘔吐、女性汗毛過長。(2)腕關節及周圍軟組織風濕等疾患，腕痛無力，肩臂痛不得舉。(3)耳鳴、耳聾、眼睛紅腫、咽喉腫痛。(4)糖尿病(消渴)、子宮不正(前屈或後屈)等病症，長期按壓本穴會有很好的調理保健效能。

　　自我取穴按摩法：(1)正坐，手平伸，屈肘向內，翻掌，掌心向下。(2)用另一手輕握手腕處，四指在下，大指在上。(3)彎曲大拇指，以指尖垂直揉按手表腕橫紋中點穴位處。(4)有痠、痛的感覺。(5)每天早晚各一次，每次左右各揉按一～三分鐘，先左後右。

73.支溝穴

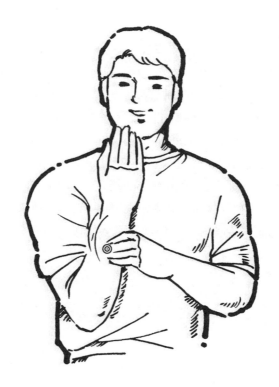

「大丈夫，說不出來，就不出來」，這是一般人耳熟能詳的便秘形容詞，但是也只有親身體驗者，才能真正了解那種脹滿腸肚，卻出不來的痛苦情況，支溝是聯合國衛生組織認定：主治便秘的一個有效穴道。

命名：位在腕後三寸，兩骨之間凹陷處，古時穿地為溝，因其支脈直透手心包經的間使穴，謂其脈之所行，猶如水之注於溝中，故名支溝。

部位：為手三焦經經脈的穴道，在手背側腕橫紋直上三寸，兩筋骨間凹陷中。

主治：(1)主治便秘。(2)對耳鳴、耳聾、肩臂痛、心絞痛、肋間神經痛、乳汁分泌不足、產後血暈等病症，長期按壓此穴道會有很好的調理保健效能。

自我取穴按摩法：(1)正坐，手平伸，屈肘，掌心向自己，指尖向上，肘臂彎曲約成90度。(2)用另一手輕握手腕下，大指在內側，四指在手外側，彎曲四指，中指指尖垂直下壓，揉按穴位。(3)會有痠、痛的感覺。(4)每天早晚各揉按一次，每次左右各揉按一～三分鐘，先左後右。

74.天井穴

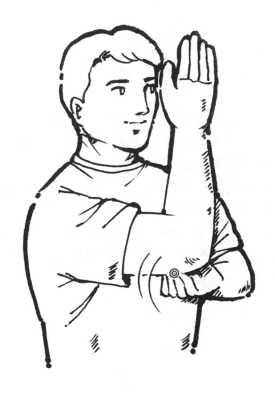

民間傳說看別人上廁所，眼睛會長針眼，「針眼」也就是醫學上所謂的「麥粒腫」，當然麥粒腫絕非看人大、小便而起，但天井是最好的清熱涼血，調理麥粒腫的穴道。

命名：地出水曰：井，三焦經在傳統醫學的理論認為是決瀆之官，水道出焉，亦含「井」義，穴在肘外大骨之後，兩筋間凹陷處，又應「天井」星名，故名天井。

部位：屬手三焦經經脈的穴道，垂臂微屈肘、肘尖上一寸凹陷處取之。

主治：(1)能清熱涼血，為主治麥粒腫、淋巴結核的特效穴。(2)對肘關節及周圍軟組織疾患、偏頭痛、頸、項、肩、背痛、扁桃腺炎、蕁麻疹等病症，長期按壓此穴，會有很好的調理保健效能。

自我取穴按摩法：(1)正坐，手平伸，屈肘，前臂垂直地面，與肘部約成90度，掌心向內，指尖向上，舉臂，上臂底部與肩平。(2)用另一手輕握肘下、四指在下，大拇指在上，彎曲中指(或食指)以指尖垂直向上按摩肘尖下凹陷的穴位處。(3)有痠、脹、麻的感覺。(4)每天早晚各按壓一次，每次左右各按壓一～三分鐘。

75.角孫穴

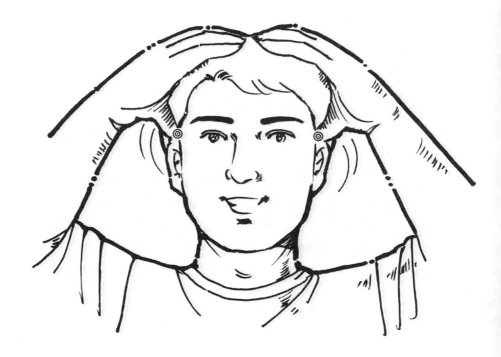

年紀老大，視力漸漸衰退，並且容易罹患白內障、目生翳膜等眼睛疾病，同時伴有齒齦腫痛，按摩本穴，有很好的調理保健效果。

命名：穴在耳廓頂端，上髮際下，耳輪向耳屏對摺時，耳角上端指處恰好是膀胱經與膽經的孫脈會於耳角，故名角孫。

部位：屬手三焦經經脈的穴道，在耳輪上角，髮際下緣，即耳輪向耳屏對摺時，耳輪上、尖端所指陷凹處，以指按之，口開闔時，指下感覺牽動(開口有孔)。

主治：(1)主治白內障、目生翳膜、齒齦腫痛。(2)咀嚼困難、口腔炎、唇吻燥、嘔吐等病症，長期按壓此穴，會有很好的保健調理功效。

自我取穴按摩法：(1)正坐，舉兩手，用大拇指指腹由後向前將耳翼摺屈，並順勢向上滑向耳翼尖所著之處。(2)兩中指指尖恰好相連於頭頂正中線上。(3)用大拇指指腹揉按穴位。(4)有脹痛的感覺。(5)每天早晚各揉按一次，每次左右各(或雙側同時)一～三分鐘。

76.耳門穴

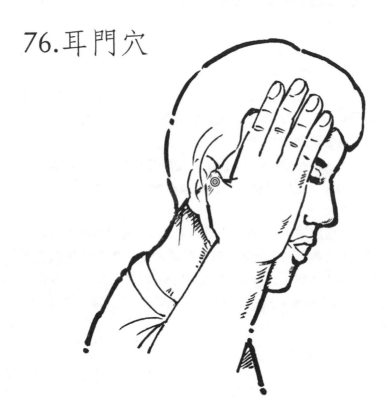

認識穴位

　　耳朵不斷地流膿、流水、生瘡，或耳如蟬鳴、吱吱叫、耳鳴、重聽、無所聽聞等，一切有關耳朵所罹患的疾病，按摩本穴有很好的調理保健效果。

　　命名：穴當耳珠上的缺口（屏上切迹）前凹陷處，顧名思義，為耳之門戶，故名耳門。

　　部位：屬手三焦經經脈的穴道，在耳屏上切迹前，耳珠上的缺口前，張口凹陷處。

　　主治：(1)耳流膿汁、重聽、無所聞、耳鳴、耳道炎。(2)對下頜關節炎、上牙痛等病症，長期按壓會有很好的調理保健效能。

　　自我取穴按摩法：(1)正坐，舉雙手，指尖朝上，掌心向內，輕扶頭，四指放在偏頭處。(2)大拇指指尖摸至耳珠上缺口前，輕張嘴。(3)大拇指指尖垂直揉按凹陷中穴位。(4)有脹痛的感覺。(5)每天早晚各揉按一次，每次左右兩穴各(或雙側同時)揉按一～三分鐘。

77.絲竹空穴

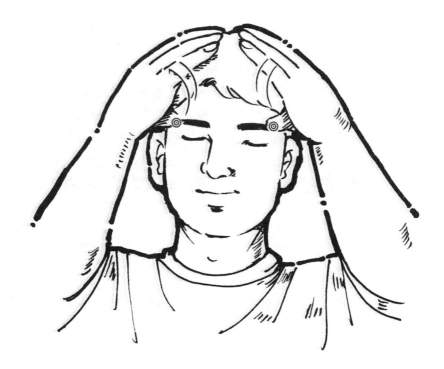

　　不論是高血壓、低血壓，或腦充血、腦貧血及受風寒等各種原因造成的頭痛、頭暈、目眩，按壓本穴，有很快速的止痛、止暈效果，平時多按，有很好的保健調理功能。

　　命名：(1)絲竹空，細小為絲，空指小竅，穴近眉梢處，眉毛狀似絲竹，穴又為手三焦、足膽經，脈氣之所發，因名絲竹空。(2)絲竹，音樂之總稱，絲謂琴瑟，竹謂簫管。穴在眉後凹陷處，其穴似簫管之孔，孔與空通(《康熙字典》)，又穴近耳，以此喻耳常聞絲竹之音，故名絲竹空。

　　部位：屬手三焦經經脈的穴道，在眉梢外端之凹陷中。

　　主治：(1)各種頭痛、頭暈、目眩。(2)對眼球充血、睫毛倒生、視物不明有效。(3)顏面神經麻痹、牙齒疼痛等病症，長期按壓此穴道，會有很好的調理保健效能。

　　自我取穴按摩法：(1)正坐，舉雙手，四指指尖朝上，掌心向內。(2)大拇指指腹，向內揉按兩邊眉毛外端凹陷之穴位。(3)有痠、脹、痛的感覺。(4)每天早晚各一次，每次左右各揉按一～三分鐘。

78.瞳子髎穴

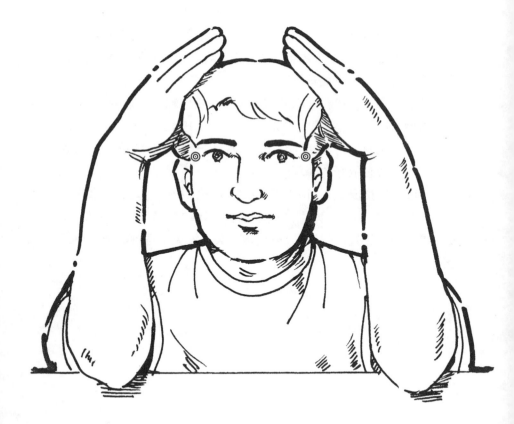

眼生翳膜、白內障、青光眼、視力模糊等各種眼睛以及視力疾病，並兼有頭痛，外眼角紅腫等症狀，按壓本穴，有很好的止痛與保健功效。

命名：髎，音廖，骨空也，即骨的縫隙或凹陷處，穴位在眼睛外眼角向外五分的骨骼凹陷處，正直瞳子，故名瞳子髎。

部位：屬足膽經經脈的穴道，在眼外角外側約五分處，在眼眶骨外緣凹陷中取之。

主治：(1)一切眼疾——目赤、腫痛、角膜炎、屈光不正、青光眼等病症，有特效。(2)對於頭痛、三叉神經痛、顏面神經痙攣及麻痺等病症，長期按壓會有很好的調理保健效能。

自我取穴按摩法：(1)端坐。(2)兩手屈肘朝上，手肘彎曲、支撐桌上，五指朝天，掌心向著自己。(3)以兩手大拇指置於頭部側邊，太陽穴斜下、前方，兩大指相對用力垂直揉按穴位。(4)有痠、脹、痛的感覺。(5)每天早晚各揉按一次，每次左右各(或雙側同時)揉按一～三分鐘。

79.陽白穴

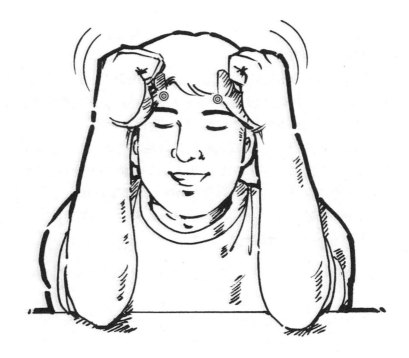

　　年紀漸大，視物不明、老花眼、近視眼、遠視眼、視力模糊、眼睛疲累、痠澀、怕光羞明等一切眼睛疾病，刮按此穴，有很好的調理保健功效。

　　命名：穴位在眉毛正中直上一寸，直瞳子，為足少陽膽經與陽維脈兩經之交會；白，明也，主治一切目疾，使目光明，故名陽白。

　　部位：屬足膽經經脈的穴道，兩眼平視，瞳孔直上，在眉毛直上一寸處取之。

　　主治：(1)一切眼睛的疾病。(2)頭痛、視物模糊、眶上神經痛、面神經麻痺、眼瞼下垂、夜盲、眼瞼搔癢、嘔吐、惡寒等病症，長期按壓此穴，能有很好的調理保健效能。

　　自我取穴按摩法：(1)正坐。(2)舉兩手兩肘尖頂放桌面上，輕握拳，掌心向下。(3)用彎曲大拇指的指節處，由內而外輕刮穴位處。(4)有特殊的痠痛感覺。(5)每天早晚各一次，每次左右各(或雙側同時)刮按一～三分鐘。

80.風池穴

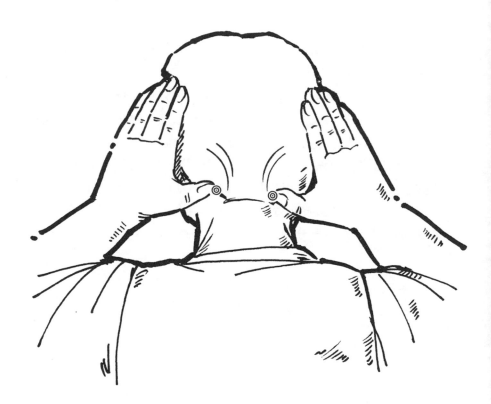

感受風寒，皮膚不能碰觸，吹風都會疼痛，發熱卻不流汗，頭暈、目眩、頭痛、頸項僵硬不能回頭，按壓本穴有快速止痛，及保健調理的功效。

命名：(1)穴在顳顬後髮際凹陷處，穴處凹陷似池，爲治因風所生疾病之要穴，故名風池。(2)風所從入之池，乃風邪蓄積之所，主治中風、風寒、頭痛，故名。

部位：屬足膽經經脈的穴道，在耳後乳突後下緣，即耳後顳顬後腦空下，髮際凹陷下。

主治：(1)本穴能清熱醒腦，在美容院、理髮廳工作人員，大都會在剪髮、洗頭後，爲顧客附帶按壓此穴，有很好的醒腦、明眼功效。(2)對感冒、頭痛、頭暈、中風、熱病、頸項強痛、眼病、鼻炎、耳鳴、耳聾、咽喉疾患、腰痛等病症，長期按壓此穴會有很好的調理保健效能。

自我取穴按摩法：(1)正坐。(2)舉臂抬肘，肘約與肩同高。(3)屈肘向頭，雙手置於耳後，掌心向內，指尖朝上，四指輕扶頭(耳上)兩側。(4)用大拇指指腹，由下往上揉按穴位。(5)有痠、脹、痛的感覺，重按時鼻腔有痠脹感。(6)每天早晚各揉按一次，每次左右各(或雙側同時)揉按約一～三分鐘。

81.肩井穴

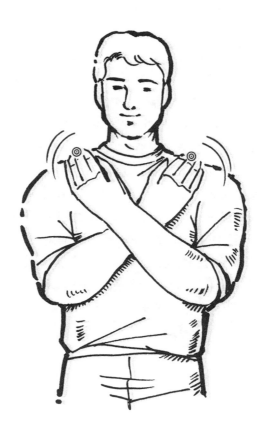

認識穴位

　　工商業社會科技進步過於快速，社會風氣益形敗壞，白曉燕案後，婦女對於本身的安全更是提心吊膽，甚至坐在家中都是草木皆兵；婦女防身術與防身器材應時而生，大行其道，重按肩井穴，能令人半身麻痺，手不能舉，重擊則令人昏暈，這是婦女防身術，抗禦侵犯的主要穴位；但輕揉、慢按，卻是袪除工作壓力、放鬆肩頸僵硬，最好的穴道。

　　命名：井，深也，穴在肩上凹陷處，居肩之深處，故名肩井。

　　部位：屬足膽經經脈的穴道，在肩上陷凹中，缺盆（大骨前）上一寸半，以三指按之，當中指下陷處是穴。

　　主治：(1)五癆七傷、頭頸強痛、頸項不得回顧、肩背疼痛等。(2)對乳腺炎、難產、功能性子宮出血、產後子宮出血、神經衰弱、半身不遂、腦貧血、腳氣、狐臭等病症，長期按壓會有很好的調理保健效能。

　　自我取穴按摩法：(1)正坐。(2)交抱雙手，掌心向下，放在肩上。(3)以中間三指放在肩頸交會處，用中指指腹，向下揉按，會有特殊痠麻、脹痛的感覺。(4)每天早晚各按壓一次，每次左右各（或雙側同時）按壓約一～三分鐘。

82.環跳穴

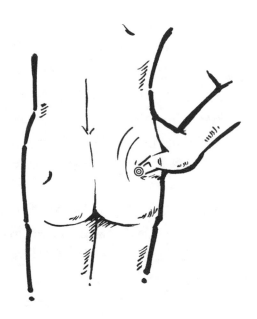

認識穴位

閃腰或是身體不適，以致腰痛得身體好似蝦子一般弓著無法伸直(腰痛傴僂不能仰)；走路都駝著背(鞠躬而行)，躺臥時一定要墊著棉絮，直挺挺的不能動彈，稍一轉側，就疼不可當(臥則腹下墊絮，轉側皆不能)，輕按背部痛點與環跳穴，有止痛、舒緩的特效。

命名：(1)穴在髀樞中，髀樞之骨如環，人之下肢屈伸跳躍，全仗此骨為之樞紐。(2)再者側臥伸下足，屈上足取之，如單足跳躍之狀。(3)或喻穴為環轉跳動之處，故名環跳。

部位：屬足膽經經脈的穴道。側臥，屈上腿，伸下腿，當股骨大轉子與骶骨裂孔連線的外1/3，和內2/3交界處是穴，或並足而立，臀部有陷凹處是。

主治：(1)對腰、背、腿痛、坐骨神經痛等病症特效。(2)對下肢麻痺，腰部、大腿、膝部等之肌炎、風疹、腳氣等病症，長期按壓，會有很好的調理保健效能。

自我取穴按摩法：(1)自然站立，或側臥，伸下足，屈上足。(2)同側手插腿臀上，四指在前，用大拇指指腹，稍出力按摩。(3)有痠痛的感覺，用力按壓則下肢有痠麻感。(4)每次左右各按壓三～五分鐘。先左後右或先按健側，再按患側。

83.風市穴

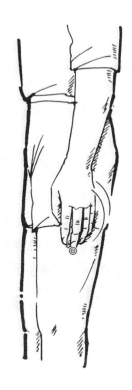

　　腳冷、痺痛、風濕關節炎、膝腿痠軟無力、腰重起坐難，按摩痠側風市穴，有很好的改善功能。

　　命名：雜聚之處即市，此穴為下肢風氣聚集之處，故善治中風、偏枯等病患，是袪風的要穴，故名風市。

　　部位：屬足膽經經脈的穴道，在膝外兩筋間，大腿外側中線上，直立垂手，兩手附著大腿外側，約當中指指尖所點凹陷處。

　　主治：(1)對腳冷痛、脛麻、腿膝痠痛、腰重起坐難等病症特效。(2)下肢神經麻痹、腳氣、股外神經炎、遍身搔癢、半身不遂等病症，長期按壓此穴，能有很好的調理保健效能。

　　自我取穴按摩法：(1)直立，或側臥。(2)手自然下垂，手掌輕貼大腿中線如立正狀。(3)以中指指腹垂直下壓穴位。(4)有痠、脹、麻等感覺。(5)每次左右各按壓一～三分鐘。先左後右，或兩側同時揉按。

84.陽陵泉

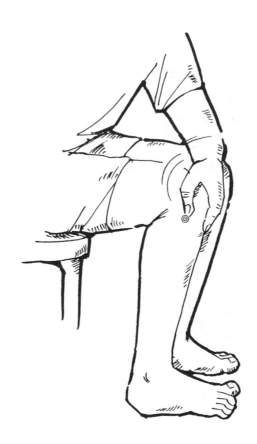

　　此穴爲傳統醫學針灸經絡的八大會穴之一，爲全身筋的功能、精氣會聚點，故有「筋會陽陵」之說，凡是長期筋骨僵硬、痠痛，容易抽筋的人，睡眠或休息後，起床時，手腳會僵硬內收的人，平時多按壓本穴，有很好的改善功效。

　　命名：穴在膝下一寸，足脛骨外廉凹陷處，與內側陰陵泉相對，外側爲陽，內側爲陰，因喻穴旁之骨隆起如陵，比作高陵出泉之處，故名陽陵泉。

　　部位：屬足膽經經脈的穴道，在膝下一寸外側尖骨前的凹陷處。

　　主治：(1)對抽筋、筋骨僵硬、痠痛有特效。(2)也是聯合國世界衛生組織認定調理習慣性便秘的主要穴道之一。(3)利肝膽、清濕熱、強筋骨、治療胃潰瘍的特效穴，還有腳冷無血色。(4)對肝炎、膽石病、高血壓、肋間神經痛、肩關節痛、膝關節痛、下肢麻木癱瘓等病症，長期按壓此穴，會有很好的調理保健效能。

　　自我取穴按摩法：(1)正坐，垂足，約成90度。(2)上身稍前俯，用右手手掌輕握左腳膝蓋前下方，四指向內，大指向外。(3)彎曲大拇指，指腹垂直揉按穴道。(4)有酸、脹、痛的感覺。(5)每次左右各揉按一～三分鐘，先左後右。

85.陽輔穴

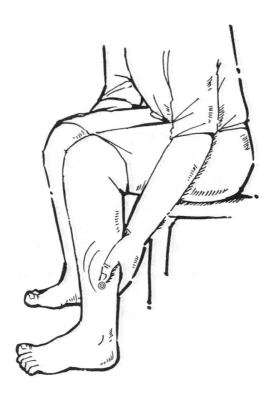

對於腰腎功能不佳的人，經常感覺腰部虛冷，好似坐在水中一般（腰溶溶如坐水中），膝下膚腫、筋緊，每個關節都疼痛。並且痛無定處，一會兒這，一會兒那的疼痛，陽輔穴有很好的止痛及保健效果。

命名：穴爲足膽經經脈的五行火穴，位在足外踝上四寸，因處輔骨之外（陽）側，故名陽輔。

部位：屬足膽經經脈的穴道，在外踝高點直上四寸，腓骨前緣稍前處取之。

主治：(1)腰腎功能不佳，腰溶溶如坐水中，膝下膚腫、筋攣、諸節疼痛、痛無常處等病症有特效。(2)對偏頭痛、全身神經痛、下肢癱瘓、腳氣等病症，長期按壓此穴，能有很好的調理保健效能。

自我取穴按摩法：(1)正坐，垂足，稍向前俯身，用左手、掌心向前，四指在內，大指在外，由腳跟上向前，抓住小腿跟部。(2)用大拇指指腹揉按穴位。(3)有痠、脹、痛的感覺。(4)每次左右各揉按一～三分鐘，先左後右。

86.竅陰穴

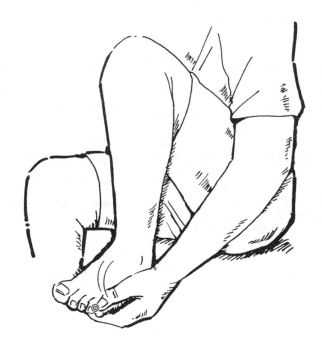

　　生氣或疲累後，乳房下脇部疼痛，並且咳嗽不止，嚴重時，甚至有氣上不來的情形；手足煩熱，汗卻不出，頭痛心煩，可以按摩本穴，有很好的治痛、定咳、順氣的效果。

　　命名：竅陰者，從陽交於陰也，足膽經與足肝經相交通於竅也，內臟、肝膽相聯繫，外部經絡相貫通，氣脈表裡相交，注於陰卵之關竅，故名竅陰。

　　部位：屬足膽經經脈的穴道，在第四腳趾外側趾甲角旁約一分處取之。

　　主治：（1）頭痛、心煩、脇痛、咳逆不得息、手足煩熱、汗不出等病症有特效。（2）又腦貧血、咽喉腫痛、失眠、多夢、熱病、肘不可舉、卒聾不聞人聲等病症，長期按壓此穴，能有很好的調理保健效能。

　　自我取穴按摩法：（1）正坐，垂足。（2）抬左足翹置於座椅上、臀前。（3）伸左手，輕握左腳趾，四指在下，大指在上。（4）彎曲大拇指，用指甲垂直輕輕掐按穴位。（5）有刺痛的感覺。（6）每次左右掐按各一～三分鐘，先左後右。

87.大敦穴

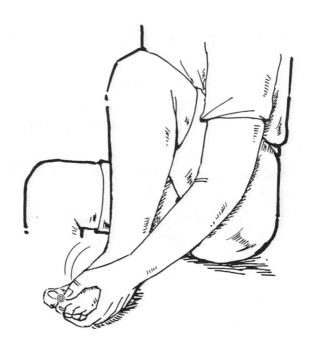

疝氣引起女子陰挺腫痛，男子痛引陰囊小腹，按壓本穴有很好的止痛暨保健調理效果。

命名：敦者，大也，厚也，穴在足大趾端外側，因喻其趾端最敦厚，形似圓蓋之燉器，本經氣敦厚所生之根本也，故名大敦。

部位：屬足肝經經脈的穴道，在拇趾外側，趾甲角旁約一分處。

主治：(1)疝氣引起女子陰挺腫痛、男子痛引小腹等病症有特效。(2)本穴並爲小便不禁的特效穴。(3)對小兒疳積、婦女血崩(大出血)特效穴。(4)子宮脫垂、月經過多、睪丸炎等病症，長期按壓此穴，會有很好的調理保健效用。

自我取穴按摩法：(1)正坐垂足。(2)屈曲左膝，抬左足置於椅上。(3)用左手輕握左腳趾，四指在下，大指在上，彎曲大拇指，以指甲尖垂直掐按穴位。(4)有特殊刺痛感覺。(5)每次左右各掐按一～三分鐘，先左後右。

88.太衝穴

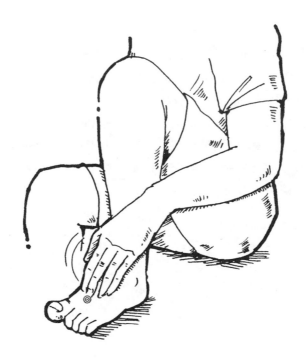

臟腑疼痛，並有頭痛、頭暈、目眩、血壓高等症狀，可按壓本穴，有快速降壓、止痛的功效。

命名：肝也，其原氣出於太衝，本穴為肝經之原穴；太，大也，衝者通道也，喻本穴為肝經大的通道所在，亦即原氣所居之處，故以為名。

部位：屬足肝經經脈的穴道，在第一、二趾縫上1.5寸凹陷處。

主治：(1)本穴為針灸學上重要的四關穴，主血，凡肝痛、氣虛、臉色蒼白、小便不利、腳冷、大便難之患者特效。(2)有平肝、理血、通絡之效能，主治頭痛、眩暈、高血壓、失眠、肝炎。(3)對月經不調、子宮出血、乳腺炎、腎臟炎、腸炎、淋病、便秘等病症，長期按壓此穴會有很好的調理保健效能。

自我取穴按摩法：(1)正坐，垂足。(2)曲左膝，舉腳置座椅上，臀前。(3)舉左手，手掌朝下，彎曲中指，以中指指尖垂直由下往上揉按。(4)有特殊脹、痠、疼痛的感覺。(5)每次左右各按揉一～三分鐘，先左後右。

89.章門穴

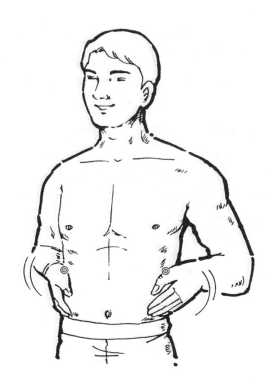

心胸鬱悶、脹滿、煩熱、口乾、不想吃東西、一吃就吐、面黃肌瘦、身體虛弱、全身無力，按壓本穴有很好的調理改善效果。

命名：章門者是五臟(肝、心、脾、肺、腎)之氣出入交經的門戶，並爲主治五臟病變之門戶，故名章門。

部位：屬足肝經經脈的穴道，當第十一浮肋前端，屈肘合腋時，正當肘尖處。

主治：(1)本穴爲五臟精氣之會穴，有舒肝行氣之特效，主治心胸瘀悶、胃痙攣、肝氣瘀結、胸脇疼痛，有特效。(2)對肝脾腫大、肝炎、腸炎、泄瀉、腹脹、嘔吐等病症，長期按壓此穴，會有很好的調理保健效能。

自我取穴按摩法：(1)正坐或仰臥。(2)雙手掌，掌心向下，指尖朝下，放在雙乳下，肋骨上。(3)用大拇指、食指直下掌根處，形狀像條魚，也像大雞腿一般肉厚處(傳統醫學稱魚際)圓形揉按穴位。(4)有脹痛的感覺。(5)每次左右各(或雙側同時)揉按一～三分鐘。

90.期門穴

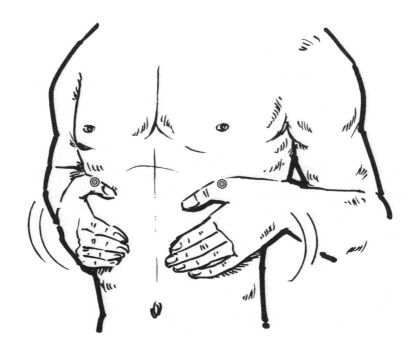

　　因日常生活中的諸事不順而動氣，或氣候變化，胸脇處疼痛，氣鬱不舒，肋間神經痛，按壓本穴有很好的治痛調理功效。

　　命名：期，周一歲也，歲有十二月，三百六十五日，肝經為十二經脈（應十二月）之終，期門為三百六十五穴（應一年之日）之終，故以期名；又本穴為人之氣血歸入的門戶，故名期門。

　　部位：屬足肝經經脈的穴道，穴在乳頭直下第六肋間隙中。

　　主治：(1)有疏肝、利氣、化積通瘀之效能，主治肋間神經痛、肝炎、肝腫大、膽囊炎、胸脇脹滿。(2)對腹脹、嘔吐、乳痛等病症，長期按壓此穴，會有很好的調理保健效能。

　　自我取穴按摩法：(1)正坐或仰臥。(2)舉雙手，掌心向下，指尖相對，放在雙乳下，肋骨上。(3)用大拇指，食指直下掌根處，形狀像條魚，也像大雞腿一般肉厚處（傳統醫學稱魚際），圓形揉按穴位。(4)有脹痛的感覺。(5)每次左右各（或雙側同時）揉按一～三分鐘。

91.長強穴

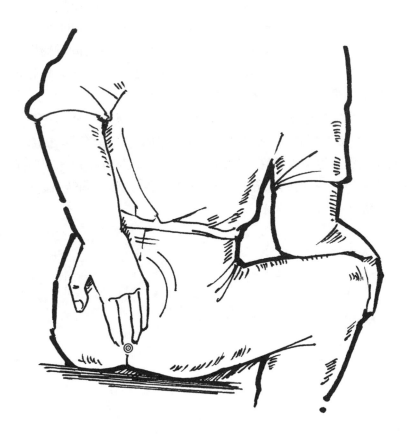

　　有便大不出，老是覺得阻塞在直腸、肛門口的位置，「長強」能促進直腸的收縮，通大便，療便秘，有很好的調理保健功效。

　　命名：(1)穴在脊骶端，即脊椎尾骶骨處，其骨形長而強故名長強，別名龜尾。(2)長強者，長於陽而強於陰，針灸經脈中，督脈與任脈之長共九尺，督脈爲督轄諸陽之經絡，而長於陽，長強爲純陽初始，能使臟中生春陽正氣，舒緩各部器官，故名。

　　部位：屬督脈的第一穴道，穴在肛門之上，尾閭骨下端五分之處。

　　主治：(1)本穴有促進直腸收縮作用，通大便，療便秘，止腹瀉特效。(2)有通任督，調腸腑之效能，主治腸炎、腹瀉、痔瘡、便血、脫肛。(3)對陰囊濕疹、引產、陽痿、精神分裂、癲癇、腰神經痛等病症，長期按壓此穴，能有很好的調理保健效能。

　　自我取穴按摩法：(1)正坐，上身前俯，伸左手至臀後。(2)以中指，著力揉按穴道。(3)便秘、腹瀉或患有痔瘡的人，會有痠脹的感覺，向裡面以及四周擴散。(4)每次用左右手各揉按一～三分鐘，先左後右。

92.命門穴

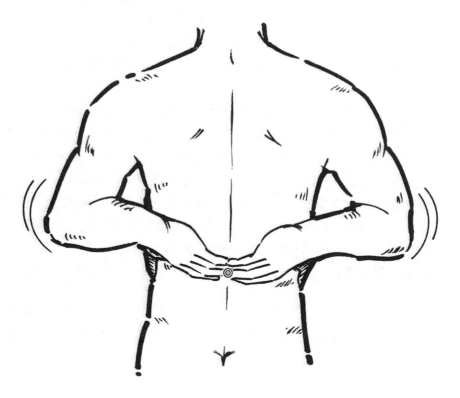

腰痠、腰冷、腰脹、腰疼痛，或兼因房事過度，患有男女性功能障礙，例如陽痿、遺精、冷感等病症，按壓此處有快速止痛暨保健調養的功效。

命名：命門，穴當脊椎第十四椎節下，恰值人體左右兩腎的中間，傳統醫學認爲此處是胚胎之始，是人生命住入的重要門戶，關乎生命存亡之門戶，故名命門。

部位：屬督脈的穴道，穴在第二腰椎棘突下（兩側肋弓下緣、連線中點，一般與肚臍正中相對）即肚臍正後方處是穴位。

主治：(1)本穴爲五臟六腑之本，十二經之根，呼吸之原，三焦之基，一名守邪之神，一般視爲生命的門戶，精液蒸發之處所，對腎氣不足，精力衰退，有固本培元的治療功效。主治腰痛、腰扭傷、坐骨神經痛。(2)對陽痿、遺精、月經不調、頭痛、耳鳴、四肢冷卻等病症有特效。(3)本穴爲小兒遺尿的名灸穴。長期按壓此穴，會有很好的調理保健效能。

自我取穴按摩法：(1)正坐或俯臥，伸兩手至背腰後，大指在前，四指在後。(2)用左手中指指腹按住穴位，右手中指指腹壓在左手中指指甲上。(3)雙手中指同時出力揉按穴位。(4)有痠、脹、疼痛的感覺。(5)每次左右手中指在下各揉按一～三分鐘，先左後右。

93.身柱穴

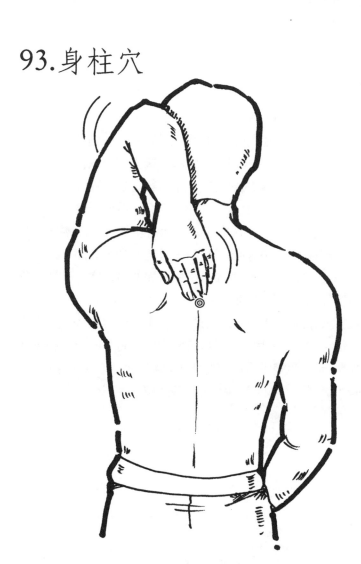

　　氣喘，顧名思義爲氣不足，氣虛，下氣不接上氣，尤其是小兒稍受風寒，或吃冰冷飲食，就噓吁不休，喘咳不止，自己或請他人搓熱手掌，揉按此穴，有快速止咳、定喘的功效。

　　命名：支持爲柱，穴在(胸)脊椎第三椎節下，此椎兩旁爲肺腧穴，肺主氣，關係全身之氣脈；脊椎通下，聯繫五臟六腑、四肢百脈，直上貫於腦、肺氣，關乎一身之氣脈，通腦是爲主要的台柱，又穴在第三(胸)脊椎節下，適當兩肩胛的中央，骨柱於上，橫接兩膊，爲一身的支柱，因名身柱。

　　部位：屬督脈的穴道，位在第三胸椎棘突大凹陷中(約與肩胛骨內側角相平)。

　　主治：(1)本穴屬肺，主氣，對氣喘、感冒、咳嗽、肺結核，或咳嗽而有肩背疼痛之症，特效。(2)主治虛勞喘咳、支氣管炎、肺炎、百日咳，及疔瘡腫毒的特效穴。(3)對脊背強痛、小兒抽搐、癇病、熱病、中風不語等病症，長期按壓此穴，可有很好的調理保健效能。

　　自我取穴按摩法：(1)正坐或俯臥，伸左手由肩上向後。(2)用中指指尖揉按穴道。(3)有刺痛的感覺。(4)每次左右手各揉按一～三分鐘，先左後右。(5)小兒或手臂僵硬痠痛的人，可由他人搓熱雙手，用單手掌根之處揉按，效果更佳。

94.大椎穴

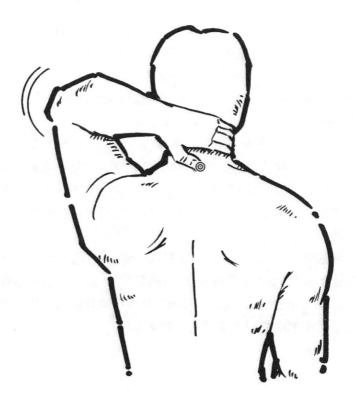

認識穴位

　不論是風寒感冒，或身體其他病變引起的高燒不退，尤其是小孩子，爲人父母者，都非常擔心因此而燒壞了腦神經，發生嚴重的後遺症，刮按大椎穴有很好的退燒保健效果。

　命名：穴在第一胸椎上凹陷處，爲頸項後平肩第一大椎骨，故名大椎。

　部位：屬督脈的穴道，位在第一胸椎脊突上之凹陷處。

　主治：(1)有解表通陽，清腦寧神之效能，對退燒有特效。(2)主治感冒、肩背痛、頭痛、咳嗽、氣喘、中暑、支氣管炎、濕疹、血液病。(3)本穴爲針灸治一切寄生蟲及扁桃腺炎的特效穴。(4)本穴爲針灸治療尿毒症之奇效穴。長期按壓此穴能有很好的調理保健效能。

　自我取穴按摩法：(1)正坐或俯臥，伸左手由肩上反握對側頸部，虎口向下，四指扶右側頸部，指尖向前。(2)大拇指指尖向下，用指腹(或指尖)揉按穴位。(3)有痠痛、脹麻的感覺。(4)每次左右各揉按一～三分鐘，先左後右。(5)另人屈食指，或用刮痧板，刮拭效果更佳。

95.風府穴

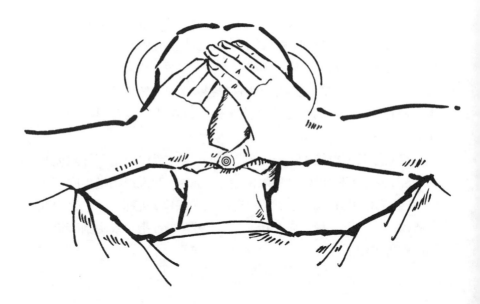

認識穴位

　風寒感冒、頭痛，尤其是後頭疼痛，頸項肩背僵硬，不得回顧，按壓風府穴，有很好的止痛、去風的功效。

　命名：穴在頸項後，入髮際一寸大筋內陷凹處，為腦後之空竅，風邪所入之府，主治中風舌緩等風症，故名風府。

　部位：屬督脈的穴道，在枕骨和第一頸椎之間，即腦勺下的凹窩中。

　主治：頭痛、暈眩、中風舌緩、暴瘖不語、咽喉腫痛、感冒、發燒、項強等病症，長期按壓此穴，能有很好的調理保健效能。

　自我取穴按摩法：(1)正坐或俯臥，伸兩手過頸，置於後腦處。(2)掌心向頭，扶住後腦勺，左手在下，四指指尖向頭頂，大拇指指尖向下按在穴位上，右手在左手上，大拇指指腹按在左手大拇指指甲上。(3)雙手大拇指由下往上出力揉按。(4)有痠痛的感覺。(5)每次左右手拇指在下各揉按一～三分鐘，先左後右。

96.百會穴

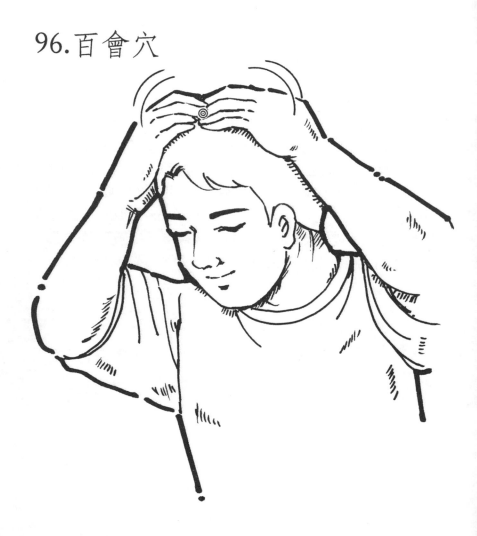

長期憂鬱、情緒不佳、悶悶不樂、頭昏、頭暈、頭脹痛、胸悶、失眠等神經衰弱或精神官能症的現象，或是兼有胃下垂、脫肛、子宮下垂、痔瘡等病症，長期按壓本穴有很好的調理保健功效。

命名：穴在頭頂中央，人頭者，諸陽之會，穴爲手足三陽(小腸、大腸、三焦、膽、胃、膀胱)等經脈與之交會處，百病皆主，故名百會。

部位：屬督脈的穴道，位在頭頂正中線與兩耳尖端連線的交點處。

主治：(1)有開竅寧神的功效，主治失眠、神經衰弱。(2)有平肝息風的功效，主治頭痛、眩暈、休克、高血壓、中風失語、腦貧血、鼻孔閉塞。(3)有升陽固脫之效能，主治脫肛、子宮脫垂等，以上諸種病症，長期按壓此穴，會有很好的調理保健效能。

自我取穴按摩法：(1)正坐，舉雙手，虎口張開，大拇指指尖碰觸耳尖，掌心向頭，四指朝上。(2)雙手中指在頭頂正中相碰觸。(3)先左手中指按壓在穴位上，右手中指按在左手中指指甲上。(4)雙手中指交疊，同時向下用力揉按穴位。(5)有痠脹、刺痛的感覺。(6)每次各揉按一～三分鐘。

97.神庭穴

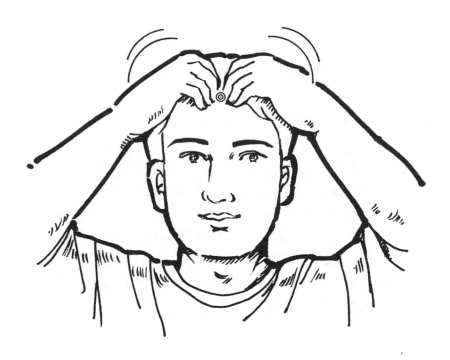

　　重感冒、暈車、暈船等兼有頭昏、嘔吐、眼昏花的症狀，神庭有很好的保健調理功效，古籍有「頭暈、嘔吐、眼昏花，神庭一針病如抓」的記載。

　　命名：穴在前頭正中髮際，因穴居頭顱之上，腦在其中，而腦為元神之府，為人神之所出入處，故名神庭。

　　部位：屬督脈的穴道，位在前髮際正中直上五分處。

　　主治：(1)主治頭暈、嘔吐、眼昏花等症狀特效。(2)主治鼻出清涕、急性鼻炎、淚腺炎、驚悸不得安寐。(3)對前額之神經痛、失眠、癲癇等病症，常按壓此穴，有很好的調理保健效能。

　　自我取穴按摩法：(1)正坐或仰臥。(2)舉雙手過頭，掌心朝下，手掌放鬆，自然彎曲，指尖下垂，約成瓢狀。(3)以左右手中指指尖垂直，相並置於穴位上，指甲(背)輕觸。(4)用雙手中指指尖揉按(或指甲尖掐按)。(5)每次揉按三～五分鐘。

98.水溝穴

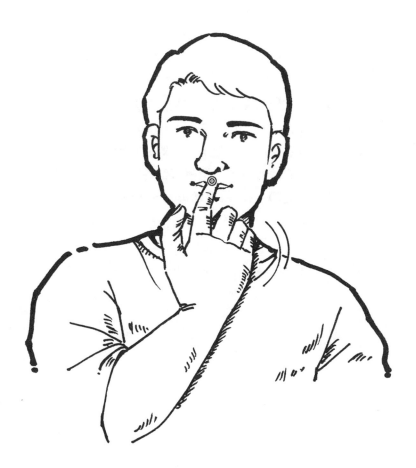

認識穴位

突然間暈眩、昏迷、不醒人事，像是心臟病發作，缺氧、中風等病症，用指甲尖稍出力掐按有急救之特效，因此此穴被認為是傳統醫學急救要穴。

命名：(1)穴居鼻柱下凹溝中，其穴正夾於手足陽明(大腸與胃經)經脈之中，如經水交合，故名水溝。(2)人身有任督兩大脈，猶如天地，所謂天、地、人有三才之稱，地氣通於口，天氣通於鼻，本穴正居口鼻之中，故名人中。

部位：屬督脈的穴道，在人中溝上1/3與下2/3交界處。

主治：(1)有開竅清熱、寧神志、利腰脊之效能，主治休克、昏迷、中暑、顏面浮腫、暈車、暈船、失神、急性腰扭傷。(2)對口臭、口眼部肌肉痙攣等病症，長期按壓此穴，能有很好的調理保健效能。

自我取穴按摩法：(1)正坐或仰臥。(2)伸左手(或右手)，置面前，五指朝上，掌心朝內，彎曲食指，以指尖揉按穴位。(3)有特別刺痛的感覺。(4)每次左右手揉按各一～三分鐘，先左後右。(5)急救用指甲掐按一～三分鐘。

99.會陰穴

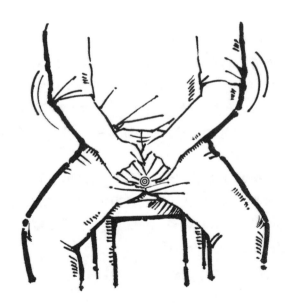

　　男女性功能障礙，或併有腰痠、氣虛、畏寒、痔瘡、便秘等症狀，按壓本穴有很好的強壯與保健功效。

　　命名：穴爲任脈別絡，爲督脈、任脈、沖脈（屬奇經八脈）三脈的會穴，位在前陰（生殖器）、後陰（肛門），前後兩陰之間，故名會陰。

　　部位：屬任脈第一穴，位在前後兩陰之間。

　　主治：(1)主治男女性功能障礙、生殖器等疾病特效。(2)對腰痠、氣虛、畏寒、陰部汗多、陰道炎、月經不調、便秘、尿閉等病症，多按壓此穴，能有很好的調理與保健效能。

　　自我取穴按摩法：(1)正坐，腰背後靠（或兩腳分開，半蹲）。(2)用左手、中指指腹按壓在穴位上，另手中指指腹，按壓在左手指甲上。(3)兩手中指交疊以指腹出力揉按。(4)有痠脹的感覺。(5)每天早晚，左右手指交疊互換，各揉按一～三分鐘。

100.中極穴

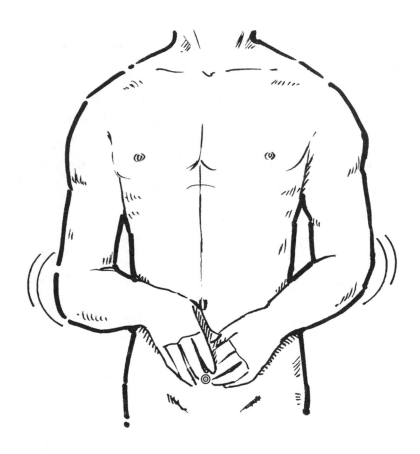

　　爲婦科主穴，對婦科疾病，像是月經不調、痛經、赤白帶下、子宮脫垂，或男性遺精、陽痿等男女生理、性功能等疾病，按摩本穴有很好的調理與保健效果。

　　命名：(1)中極，盡端爲極，穴屬任脈，任脈行腹中線，至此極點，再向下行有曲骨橫其間，故在曲骨之上設一中極，以示經盡極端，因名中極。(2)穴在臍下四寸，足三陰(肝、脾、腎)經的會穴，因穴在腹部，喻有天體垂布之象，其位在人體上下左右之中點，故名。

　　部位：屬任脈的穴道，在臍下四寸，曲骨上一寸處。

　　主治：(1)有助氣化、調胞宮、利濕熱之效能，主治遺精、陽痿、月經不調、痛經、帶下、子宮脫垂。(2)對遺尿、小便不利、疝氣、不孕、崩漏等病症，長期按壓此穴，能有很好的調理保健效能。

　　自我取穴按摩法：(1)正坐或仰臥。(2)雙手置於小腹，掌心朝下，以左手中指指腹按壓穴道，另手中指指腹按壓左手中指指甲上。(3)以雙手中指同時用力揉按穴道。(4)有痠脹的感覺。(5)每次左右手中指在下，各揉按一～三分鐘。

101.關元穴

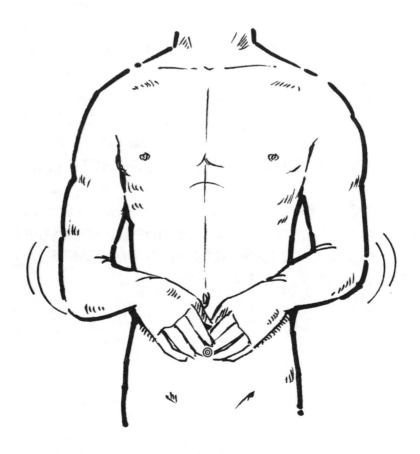

認識穴位

　　爲男科主穴，又稱丹田，對男性性功能障礙，如陽痿、早洩、遺精、氣虛、體弱，或婦女月經不調、經痛、帶下等病症，有很好的調理保健效果。

　　命名：穴在臍下三寸，爲男子藏精，女子蓄血之處，是人生之關要真元之所存，元氣（元陰、元陽）交關之所，穴屬元氣之關隘，故名關元。

　　部位：屬任脈之穴道，穴在身前正中線、腋下三寸處。

　　主治：(1)有培腎固本、調氣回陽之效能，主治陽痿、早洩、月經不調、崩漏、帶下、不孕、子宮脱垂、經閉、遺精、全身衰弱。(2)腹瀉、腹痛、痢疾、小便不利、尿閉、尿路感染、腎炎等病症，長期按壓此穴，能有很好的調理保健效能。

　　自我取穴按摩法：(1)正坐或仰臥。(2)雙手置於小腹，掌心朝下，以左手中指指腹按壓在穴道，另手中指指腹按壓左手中指指甲上。(3)以雙手中指同時用力揉按穴道。(4)有痠脹的感覺。(5)每次左右手中指在下，各揉按一～三分鐘，先左後右。

102.神闕穴

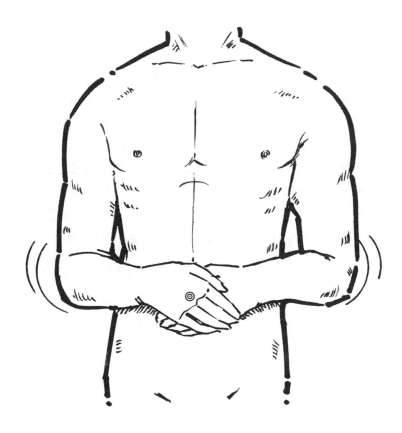

肚臍脹氣，圓鼓鼓的，偶爾還會隱隱作痛，似有雷鳴，不時要排氣，大庭廣眾，實在不雅，搓熱雙手，揉按本穴，有很好的改善與調理效果。

命名：神是心靈、生命力，闕是君主居城之門，爲生命力居住的地方，謂之神闕，穴當肚臍正中，又名臍中。

部位：屬任脈的穴道，穴在肚臍正中。

主治：(1)有溫陽固脫，健運脾胃之效能。對小兒瀉痢不止特效。(2)主治急慢性腸炎、痢疾、脫肛、子宮脫垂、水腫、中風、中暑、不省人事、腸鳴、腹痛、瀉痢不止等病症，長期按壓此穴，能有很好的調理保健效能。

自我取穴按摩法：(1)正坐或仰臥。(2)輕搓雙手微熱，用左手手掌，掌心對準肚臍，覆蓋在肚臍上，右手手掌，掌心向下，覆蓋於左手掌背。(3)雙手掌，同時出力，揉按穴位。(4)有痠痛感。(5)每次左右手在下互換，各揉按一～三分鐘，先左後右。

103.膻中穴

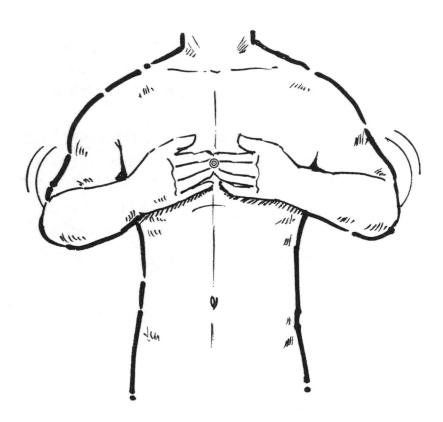

　　噎膈不斷、稍食即吐、胸悶、胸鬱、形體羸瘦、氣虛體弱，按壓本穴有很好的調理保健功效。

　　命名：胸中兩乳間，為氣所回旋處，曰膻，穴在兩乳間陷中，故名膻中。

　　部位：屬任脈的穴道，穴在胸骨上，當兩乳頭正中間。

　　主治：(1)有調氣降逆、寬胸利膈之效能，主治支氣管哮喘、支氣管炎、咳嗽、胸痛。(2)對乳腺炎、乳汁過少、肋間神經痛等病症，長期按壓此穴，能有很好的調理保健效能。

　　自我取穴按摩法：(1)正坐，或仰臥。(2)伸雙手向胸，手掌放鬆，約成瓢狀，掌心向下，指尖朝向身體正中線，中指指尖，左上右下，置於穴位。(3)雙手中指同時出力揉按穴位。(4)有刺痛的感覺。(5)每次揉按各一～三分鐘，先中指左上右下，後右上左下。

認識穴位

104.廉泉穴

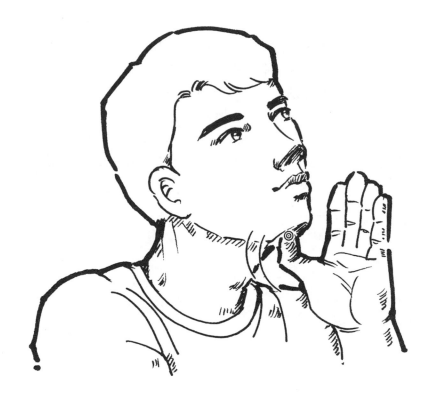

感受風寒或中風舌強不能語，或大舌頭、舌腫難言，想講話，口水不斷流出，按壓本穴有很好的調理保健效果。

命名：穴在頷下，結喉上，舌本下。廉：此處作稜形解，因喉頭結節如稜狀，且舌根下伴有舌下腺體，津液所出猶如清泉，故名廉泉，又名舌本，本池。

部位：屬任脈的穴道，在頷下正中一寸，結喉上方，在舌骨體上緣中點凹陷中。

主治：(1)主治舌強，言語不清，舌根急縮，舌下腫痛，舌緩流涎。(2)對口腔炎、吞嚥困難等病症，長期按壓此穴，會有很好的調理保健效能。

自我取穴按摩法：(1)正坐或仰臥。(2)伸左手，掌心向右，指尖向上，彎曲大拇指，由上往下，用指尖扣按下巴下穴位。(3)有痠、麻、脹的感覺。(4)每次用左右大拇指，各揉按一～三分鐘，先左後右。

105.承漿穴

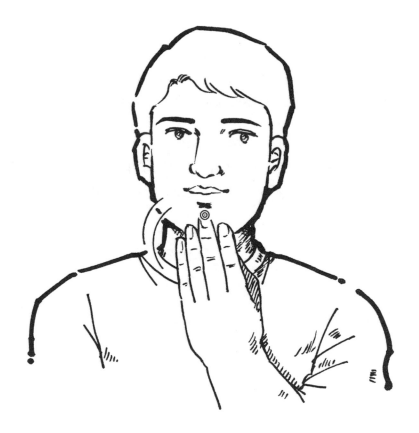

牙齦浮腫、脹痛，口腔潰瘍，講話或是吞嚥食物感覺疼痛、困難，按摩本穴有很好的止痛、保健功效。

命名：穴在頤前，下唇稜線下凹陷處，以飲食爲漿，因喻上承飲食，水漿入口，故名。

部位：屬任脈的穴道，在下嘴唇下，下巴上，正中的凹窩中。

主治：(1)主治齒齦腫痛、口腔潰瘍。(2)對面神經麻痺、顏面浮腫、中風、口歪流涎、小便赤黃、糖尿病等病症，長期按壓此穴會有很好的調理保健效能。

自我取穴按摩法：(1)正坐或仰臥，稍仰頭。(2)伸左手在下巴前，掌心向內。五指微微彎曲朝內。(3)用中指指尖，垂直揉按穴道。(4)有痠麻、痛的感覺。(5)每次左右中指各揉按一～三分鐘，先左後右。

附　錄

各種病症適用穴位一覽表

編號	病　名	治　療　穴　位
1	支氣管炎	中府、尺澤、太淵、風門、俞府、身柱、大椎、膻中
2	氣喘	中府、尺澤、太淵、少商、商陽、三間、乳根、大包、天宗、身柱、大椎、膻中
3	咳嗽	中府、孔最、列缺、太淵、魚際、乳根、豐隆、風門、俞府、身柱、大椎、膻中
4	肺炎	中府、尺澤、大包、身柱
5	胸肺脹滿	中府
6	胸痛(悶)	中府、太淵、乳根、大包、風門、俞府、內關、大陵、膻中
7	心臟病	中府、極泉、少衝
8	肩背痛	中府、三間、天柱、中渚、支溝
9	扁桃腺炎	中府、少商、三間、合谷、陽溪、神門、大陵、天井、大椎
10	咽喉炎	孔最、太淵、魚際、少商、商陽、內庭、少澤、後谿、湧泉、關衝、液門、中渚、陽池、竅陰、風府
11	肘臂腫痛(肘關節炎)	尺澤、少海、後谿、天井
12	皮膚過敏(癢)	尺澤、曲池、至陰

13	胃、腸炎	孔最、曲池、足三里、解溪、隱白、陰陵泉、委中、肓俞、章門、長強
14	無名腹痛	尺澤
15	痔瘡	孔最、承扶、承山、長強
16	頭痛	孔最、合谷、魚際、豐隆、解溪、少海、少澤、後谿、攢竹、天柱、崑崙、至陰、湧泉、天池、大陵、關衝、液門、中渚、絲竹空、瞳子 髎、陽白、風池、竅陰、太衝、風府、百會
17	吐血	孔最
18	肺結核	孔最
19	三叉神經痛	列缺、地倉、顴骨髎、瞳子髎
20	顏面神經麻痺	列缺、迎香、地倉、頰車、顴髎
21	哮喘	列缺、迎香
22	鼻炎	列缺、合谷、風池、神庭
23	腦貧血	列缺、魚際、厲兌、肩井、竅陰、百會
24	健忘	列缺
25	半身不遂	列缺
26	流行性感冒	身柱、風府、太淵、少商
27	失眠	太淵、合谷、三陰交、湧泉、太溪、大陵、中渚、竅陰、太衝、百會
28	聲帶長繭(失聲)	魚際、地倉、頰車、聽宮、湧泉
29	暈眩	魚際、豐隆、解溪、太衝、風府、百會
30	神經性心悸亢進	魚際
31	胃出血	魚際、滑肉門

32	腹痛	魚際、天樞、歸來、公孫、陰陵泉、聽宮、關元、神闕
33	風寒	魚際
34	腦充血	魚際、天池
35	腮腺炎	少商、頰車
36	小兒急慢性腸炎	少商、神闕
37	昏厥	少商、百會、神闕
38	小兒驚風	少商
39	耳鳴	商陽、合谷、陽溪、聽宮、太溪、液門、中渚、陽池、支溝、耳門、風池、命門
40	齒痛(齲齒病)	列缺、商陽、三間、陽溪、內庭、少海、顴髎、聽宮、液門
41	中風昏迷(猝倒)	肩髃、勞宮、商陽、少衝、少澤、中衝、身柱、風府、百會、神闕
42	耳聾	商陽、合谷、陽溪、少澤、後谿、聽宮、關衝、液門、中渚、陽池、支溝、風池、承漿
43	口乾	三間、關衝
44	腸鳴下痢	三間
45	視力模糊	合谷、攢竹、復溜、關衝、天井、絲竹空、瞳子髎、陽白
46	蓄膿症	合谷
47	手腕痛(關節)	陽溪、大陵
48	結膜炎	少衝、睛明、陽溪、曲池、攢竹、關衝、瞳子髎、肓俞
49	小兒消化不良(疳積)	陽溪、隱白、大敦、神闕
50	甲狀腺腫	曲池
51	濕疹	曲池、血海、大椎

52	蕁麻疹	曲池、血海、風門、天井
53	五十肩	肩髃
54	高血壓	肩髃、湧泉、陽陵泉、太衝、百會
55	血液病	大椎
56	鼻塞	迎香、天柱、至陰
57	鼻息肉	迎香
58	口眼歪斜	地倉、頰車、內庭、厲兌、顴髎
59	癲癇	乳中、湧泉、築賓、內關、長強、百會
60	目瘤	乳中
61	隆乳、健胸	乳中
62	乳腺炎	乳根、肩井、太衝
63	狹心症	乳根
64	呃逆	乳根、養老、風門
65	月經不順	三陰交、血海、湧泉、太溪、滑肉門、天樞、歸來、陰陵泉、太衝、命門、會陰、中極、關元
66	減肥	滑肉門、血海、承扶
67	不孕症	滑肉門、天樞、歸來、三陰交、湧泉、中極、關元
68	腸套疊	滑肉門
69	脫肛	滑肉門、百會
70	中暑嘔吐	天樞、委中、湧泉、曲澤、勞宮、大椎、水溝、神闕
71	腹瀉	天樞、隱白、三陰交、血海、長強、關元
72	便秘	天樞、足三里、豐隆、解溪、內庭、大橫、承扶、承山、肓俞、太衝、長強、會陰
73	陽痿	歸來、三陰交、長強、命門、中極

74	子宮內膜炎	歸來
75	睪丸炎	歸來、崑崙、復溜、築賓、大敦
76	疝氣	歸來、大敦、中極
77	腰痛	伏兔、後谿、委中、崑崙、湧泉、太溪、復溜、風池、環跳、風市、長強
78	下肢神經痛（痿痺）	伏兔、解溪、承扶、環跳、風市、陽陵泉、陽輔
79	麻痺癱瘓	伏兔、犢鼻、委中
80	膝關節炎	伏兔、犢鼻、陰陵泉、血海、陽陵泉
81	腳氣病	伏兔、犢鼻、足三里、三陰交、承山、崑崙、復溜、肩井、環跳、風市、陽輔
82	全身血液循環不良	伏兔
83	下痢	犢鼻
84	肛門功能失禁	犢鼻
85	胃潰瘍	足三里、陽陵泉
86	胃炎（痛）	足三里、公孫、曲澤、內關
87	食慾不振	足三里、公孫
88	腎臟炎	解溪、太溪、復溜、築賓、太衝、關元
89	腳腕痛	解溪
90	痢疾	內庭、陰陵泉、關元、神闕
91	急性腸胃炎	內庭、肓俞、太衝
92	胃痛吐酸	內庭
93	流鼻血	內庭
94	肝炎	厲兌、陽陵泉、太衝、章門、期門
95	多夢	厲兌、隱白、神門、竅陰

96	腹脹	厲兌、隱白、三陰交、復溜、章門、期門
97	足冷	厲兌
98	尿血	隱白
99	便血	隱白
100	月經過多(崩漏)	隱白、血海、大敦、中極
101	經痛	隱白、公孫、三陰交、肓俞
102	足踝痛	公孫、崑崙、 中極
103	顏面神經麻痺(浮腫)	公孫、絲竹空、瞳子髎、陽白、承漿
104	嘔吐	公孫、大陵、天井、陽白、章門、期門
105	腸絞痛	三陰交
106	頭皮屑	三陰交
107	遺精	三陰交、太溪、命門、中極、關元
108	遺尿	三陰交、少府、太溪、中極
109	下肢麻痺	三陰交、委中
110	神經衰弱	三陰交、百會
111	尿失禁	陰陵泉、關元
112	尿路感染	陰陵泉、會陰、關元
113	丹毒	血海
114	多汗(手掌)	血海、勞宮
115	腸寄生蟲	血海
116	胸膜炎	大包、俞府
117	膀胱麻痺	大包
118	四肢無力	大包、小海
119	消化不良	大包

120	肩關節炎	極泉、崑崙、陽陵泉
121	心肌炎	極泉、曲澤
122	黃疸	極泉、少衝
123	腋臭	極泉、肩井
124	心痛(心絞痛)	少海、神門、少府、少衝、曲澤、內關、勞宮、支溝
125	肋間神經痛	少海、少澤、後谿、俞府、天池、大陵、中渚、支溝、陽陵泉、期門、膻中
126	健忘(增加記憶力)	少海、神門、天柱
127	心悸	神門、少府、少衝、曲澤、內關、大陵
128	糖尿病	神門、陽池、承漿
129	風濕性心臟病	少府
130	心律不整	少府
131	乳腺炎	少澤、天池、膻中
132	落枕	後谿、養老、中渚
133	目赤(目痛)	後谿、至陰、風池
134	精神分裂	築賓、大陵、勞宮、後谿、長強
135	明目	養老、顴髎、天柱、陽白
136	身體老化	養老
137	肩胛疼痛	天宗、崑崙、肩井
138	中耳炎	聽宮
139	外耳道炎	聽宮
140	假性近視	睛明、陽白
141	散光	睛明、陽白
142	老花眼(白內障)	睛明、天井、陽白

143	夜盲症	睛明、陽白
144	視神經萎縮	天柱、陽白
145	腦溢血	天柱
146	頸項僵硬	天柱、風門、崑崙、天井、風池、風府
147	坐骨神經痛	承扶、委中、承山、崑崙、環跳
148	抽筋	承山、陽陵泉
149	難產(胞衣不下)	崑崙、肩井
150	半身不遂	至陰、肩井、風市
151	陰癢	湧泉
152	休克	湧泉、百會、水溝
153	脫髮	太溪
154	攝護腺	太溪
155	帶下	復溜、關元
156	藥物中毒	築賓
157	梅毒	築賓
158	膀胱炎	築賓
159	肝腫大	期門
160	子宮痛	肓俞
161	青光眼	瞳子髎、陽白
162	偏頭痛	內關、天井、陽輔
163	口臭	大陵、勞宮、水溝
164	熱病	中衝、關衝、竅陰、身柱、大椎
165	眼睛赤澀	液門、絲竹空、瞳子髎
166	頭暈	中渚、絲竹空

167	妊娠嘔吐	陽池
168	子宮不正	陽池
169	耳流膿汁	耳門
170	重聽	耳門
171	五癆七傷	肩井
172	神經衰弱	肩井
173	產後子宮出血	肩井
174	淋病	太衝
175	膽囊炎	期門
176	腰扭傷	命門、水溝
177	肺結核	身柱
178	百日咳	身柱
179	尿毒症	大椎
180	暈車、暈船	水溝
181	陰道炎	會陰
182	子宮脫垂	神闕
183	口腔炎	廉泉、承漿
184	吞嚥困難	廉泉
185	言語不清	廉泉
186	舌緩流涎	廉泉、承漿

保健叢書74
認識穴位

2021年2月二版　　　　　　　　　　　　　　　　　定價：新臺幣290元
有著作權・翻印必究
Printed in Taiwan.

著　　　者	吳　長　新
責任編輯	簡　美　玉
校　對　者	陳　秀　容
封面設計	劉　茂　源

出　版　者	聯經出版事業股份有限公司	副總編輯	陳　逸　華
地　　　址	新北市汐止區大同路一段369號1樓	總編輯	涂　豐　恩
叢書主編電話	(02)86925588轉5305	總經理	陳　芝　宇
台北聯經書房	台北市新生南路三段94號	社　長	羅　國　俊
電　　　話	(02)23620308	發行人	林　載　爵
台中分公司	台中市北區崇德路一段198號		
暨門市電話	(04)22312023		
郵政劃撥帳戶第0100559-3號			
郵撥電話	(02)23620308		
印　刷　者	世和印製企業有限公司		
總　經　銷	聯合發行股份有限公司		
發　行　所	台北縣新店市寶橋路235巷6弄6號2F		
電　　　話	(02)29178022		

行政院新聞局出版事業登記證局版臺業字第0130號

本書如有缺頁，破損，倒裝請寄回聯經忠孝門市更換。　　ISBN　978-957-08-5711-5 (平裝)
聯經網址 http://www.linkingbooks.com.tw
電子信箱 e-mail:linking@udngroup.com

國家圖書館出版品預行編目資料

認識穴位 / 吳長新著 . 二版 . 新北市 . 聯經 . 2021.02 .
238面 . 14.8×21公分 .（保健叢書；74）
ISBN　978-957-08-5711-5 (平裝)
[2021年2月二版]

1.經穴

413.912　　　　　　　　　　　　　110001530